高等医学院校实验系列规划教材

医学微生物学实验指导

第2版

主　编　管俊昌　刘　勇

副主编　张　涛　赵芳芳

编　委　马丽娜　韦　莉　刘　勇　吕　杰
　　　　张　涛　郑庆委　赵芳芳　管俊昌
　　　　陈登宇　闵红林　刘婷婷　徐志本
　　　　周　平　高淑娴

中国科学技术大学出版社

内 容 简 介

为适应学科发展、满足教学需要，培养学生理论联系实际、独立思考、独立操作的能力，结合实际情况，组织编写了本实验指导书。

本实验指导共分三篇：第一篇为微生物学基本技术及实验，共设 12 个实验；第二篇为病原体的分离鉴定，共设 13 个实验；第三篇为综合性实验，共设 4 个实验。

每个实验的编写力求实用、简明、条理清晰，并附有图表，特别增设了"注意事项""思考题"和"知识拓展"等版块，可进一步增强学生对知识的理解和掌握及提高学生分析问题和解决问题的能力。

图书在版编目(CIP)数据

医学微生物学实验指导/管俊昌,刘勇主编. —2 版. —合肥:中国科学技术大学出版社,2021.8
ISBN 978-7-312-05289-7

Ⅰ. 医…　Ⅱ. ①管…②刘…　Ⅲ. 医学微生物学—实验—医学院校—教材　Ⅳ. R37-33

中国版本图书馆 CIP 数据核字(2021)第 148658 号

医学微生物学实验指导
YIXUE WEISHENGWU XUE SHIYAN ZHIDAO

出版	中国科学技术大学出版社
	安徽省合肥市金寨路 96 号,230026
	http://press.ustc.edu.cn
	https://zgkxjsdxcbs.tmall.com
印刷	合肥市宏基印刷有限公司
发行	中国科学技术大学出版社
经销	全国新华书店
开本	787 mm×1092 mm　1/16
印张	13.5
插页	6
字数	364 千
版次	2014 年 12 月第 1 版　2021 年 8 月第 2 版
印次	2021 年 8 月第 5 次印刷
定价	42.00 元

前　言

　　医学微生物学是基础医学中的一门重要学科,学习医学微生物学为学习临床各科的感染性疾病、传染病、超敏反应性疾病和肿瘤疾病等奠定了重要的理论基础。医学微生物学实验的基本操作技术对医学微生物学的创建和飞速发展起到了巨大作用。为适应医学微生物学的快速发展和培养实用型人才的需要,我们在学院有关部门的组织和支持下,经过教研室多名资深教师的共同努力,完成了本书的编写,希望能借此提高实验教学质量,增强学生对基本理论、基本知识和基本技能的掌握。

　　为适应学科发展、满足教学需要,培养学生理论联系实际、独立思考、独立操作的能力,结合实际情况,我们对实验内容进行了认真选择,并与编写体系有机整合起来。本书共分为三篇:第一篇为微生物学基本技术及实验,介绍微生物学的基本实验技术及基础性实验;第二篇为病原体的分离鉴定,介绍常见病原体(细菌、真菌、病毒)的微生物学实验检查;第三篇为综合性实验,介绍常见临床标本的微生物学检查原则及方法。编者对每项实验的编写力求实用、简明、条理清晰,对每项实验分别介绍了目的、材料、原理、方法及结果观察等,并附有必要的图表。结合编者多年的教学经验,增设了"注意事项""思考题"和"知识拓展",以期增强学生对知识的理解和掌握,提高学生分析问题和解决问题的能力。

　　限于编者的水平以及编写时间紧迫,书中的疏漏之处在所难免,恳请广大师生给予指正,我们将在今后的教学工作中不断加以补充和完善。

编　者

2021 年 7 月

目　　录

第三篇　综合性实验（临床常见标本的细菌学检验）

绪　论

一、医学微生物学实验的目的与要求

目　的

医学微生物学实验的目的是加深和巩固学生对所学理论知识的理解和体会，是理论课的重要补充。在系统学习理论知识的基础上，使学生能够掌握微生物学实验的基本操作、基本技术，为今后的临床实践及科研工作打下坚实的基础。

要　求

为达到实验目的，要求学生应做到以下方面：

（1）实验课前应做好预习，明确本次实验的目的、内容、理论依据及操作中的注意事项，尽量避免和减少错误的发生。

（2）认真听取指导老师的课中讲解、示教，观摩实验课中的影像、多媒体等电化教材。

（3）在实验过程中，应秉持严肃认真的科学态度，合理分配时间，爱护实验器材。

（4）整个微生物学实验过程中，应牢固树立"无菌"观念，培养"无菌操作"习惯。

（5）实验课中应认真思考、独立操作，培养分析及解决问题的能力。

（6）实验结果应真实记录并写出实验报告（根据需要用彩笔绘图），如实验结果与理论不符，应探讨和分析其产生原因。

二、医学微生物学实验室学生安全规则

医学微生物学实验室涉及病原微生物，任何疏忽或者不规范操作均可能导致严重的后果。因此，为了防止医学微生物学实验过程中可能出现的自身感染及环境污染，根据中华人民共和国国务院令（第424号）《病原微生物实验室生物安全管理条例》，参照《实验室生物安全通用要求》，结合学生实验实际情况，制定《医学微生物学实验室学生安全规则》如下：

（1）学生进入实验室应穿白大衣，离室时脱下后反折放回原处。不必要的物品不得带入实验室，必须带入的书籍和文具等应放在指定的非操作区，以免受到污染。无菌操作时必须戴口罩，不得开电风扇。

（2）进入实验室进行实验前应先洗手，避免手上的分泌物、食物油、护肤用品和沾染的微生物等对实验造成污染。

（3）禁止在实验室工作区域进食、饮水、吸烟、化妆和处理隐形眼镜；不得高声谈笑，应保持实验室内的安静、整洁、有序。

（4）各种实验物品应按指定地点存放，小心处理传染性材料、培养物和污染物，用过的器材

必须及时放入盛有消毒液的容器内,不得置于实验桌上,也不能放在水槽内冲洗。

（5）严禁用口吸移液管或将实验材料置于口内,严禁用舌头舔标签。

（6）实验过程中必须送温箱培养的物品,应做好标记后送到指定地点。

（7）实验过程中发生差错或意外事故时,禁止隐瞒或自作主张不按规定处理,应立即报告老师进行正确的处理。如有传染性的材料污染桌面、地面等,应立即用 0.2%～0.5% 的 84 消毒液浸泡污染部位,持续 5～10 min 后方可抹去。如手被活菌污染也应使用上述消毒液浸泡 5～10 min 后,再用自来水反复冲洗干净。

（8）爱护仪器设备,严格按操作规则使用。节约使用实验材料,如不慎损坏了器材等物品应主动报告指导老师进行处理。

（9）在实验课结束前应清点、整理好实验物品,清点菌种管,应物归原处并整理清洁桌面。若有缺失,应立即报告指导教师,查清后方能离开实验室。

（10）实验完毕后,以肥皂洗手,必要时用 84 消毒液泡手后方可离开实验室。值日生打扫室内卫生,关好水、电、煤气、门、窗,洗手后离室。

三、医学微生物实验室废弃物处理标准规程

（1）实验室工作人员做好个人防护。穿好工作服,戴好手套、口罩和帽子等。

（2）实验人员用防渗专用包装容器（袋）或者防锐器穿透密闭容器收集实验室废弃物。在包装上贴警示标志和中英文警示标签,标签上应填写废弃物名称、数量、产生日期、处理人姓名、废弃物来源、是否回收、处理注意事项等,然后存放在规定位置。实验准备人员要及时进行无害化处理,并做好实验室废弃物处理记录。

（3）废弃物分类处理规程如下:

① 感染性废弃物处理。培养基、标本和菌（毒）种保存液、血液、血清、临床标本等感染性废弃物首选进行高压蒸汽灭菌。用过的一次性手套、口罩、帽子,用过的试管、吸管、移液器吸头,用过的一次性实验用品及实验器械等感染性废弃物可选进行高压蒸汽灭菌或消毒液浸泡 24 h。

② 损伤性废弃物处理。针头、缝合针、解剖刀、手术刀、备皮刀、手术锯、试验玻片、玻璃试管、玻璃安瓿等能够刺伤或割伤人体的废弃的实验利（锐）器等损伤性废弃物须放入符合要求的利器盒里,容器装满 3/4 后封盖,进行高压蒸汽灭菌处理,按要求贴上警示标志和标签。

③ 重复使用检验器材处理。重复使用的器材,清洗后灭菌、烘干以备用;若染菌则先灭菌,再清洗,再灭菌、烘干以备用。

四、医学微生物实验室意外事故处理

为降低意外事故对生物安全产生的不利影响,保障实验人员安全和实验室生物安全,实验人员必须严格遵守操作程序,一旦有意外事故发生,实验人员应立即停止工作,及时通知实验室负责人,并采取相应应急措施和进行检修,具体如下:

（1）实验人员被实验动物咬伤时,应立即停止工作,用 3% 过氧化氢或碘酒擦拭受伤部位,用创可贴或消毒纱布包扎受伤部位,然后按照退出程序离开实验室,如需要再进行必要的医学处理,要及时通知实验室负责人。

（2）若实验动物逃逸,将实验动物抓获后,要立即对动物逃逸时的途经路线及实验区域严格消毒并做备案。

（3）皮肤破损。应先除去异物，用生理盐水或蒸馏水清洗双手和受伤部位，使用适当的皮肤消毒剂，必要时进行医学处理。要记录受伤原因和相关的微生物，并保留完整准确的医疗记录。

（4）烧伤。局部涂凡士林、5％鞣酸或2％苦味酸。

（5）化学药品腐蚀伤的处理。强酸：先用大量清水冲洗，再用苯酚氢钠溶液洗涤中和；强碱：先用大量清水冲洗，再用5％硼酸溶液洗涤中和。如受伤处为眼部，经上述步骤处理后，再用1～2滴橄榄油或液状石蜡滴眼。

（6）食入潜在感染性物质，应立即将含菌液体吐入消毒容器内，并用3％过氧化氢漱口；根据菌种不同，服用抗菌药物预防感染及做相应的医学处理。要报告食入材料的鉴定情况和事故发生的细节，并保留完整准确的医疗记录。

（7）当含有感染性物质的容器破碎或有感染性物质溢出时，实验人员应立即用蘸有消毒液的抹布覆盖溢出感染物及含有感染物的容器碎片，10 min后将抹布及破碎物品清理掉（注意：用镊子清理玻璃碎片），然后再用消毒剂擦拭被污染区域。用于清理的抹布等物品装入耐高温、高压的灭菌袋中，封口后用高压蒸汽灭菌法进行消毒处理。

（8）当离心机内盛有潜在危害物质的离心管破损时，若怀疑发生破损时机器正在运行，应立即关闭机器电源，让机器密闭静置30 min；若机器停止后发现破损，应立即盖上盖子，让机器密闭30 min。将所有破碎的离心管、离心机内盖和转头于0.2％新洁尔灭（苯扎氯铵）消毒剂内浸泡、擦拭。未破损的离心管做表面消毒处理。

（9）潜在危害性气溶胶的释放。所有人员必须立即撤离相关区域，任何暴露人员都应接受医学咨询。立即通知实验室负责人。为了使气溶胶排出和让较大的粒子沉降，在1 h内严禁人员入内。24 h禁止进入实验室，张贴"禁止进入"的标志。过了相应时间后，在生物安全专业人员的指导下清除污染。应穿戴适当的防护服和呼吸保护装备。

（10）火灾和自然灾害。发生自然灾害时，应向当地或国家紧急救助人员提出警告。感染性物质应收集在防漏的盒子内或结实的一次性袋子中，由生物安全人员依据当地的规定决定继续利用或是最终丢弃。发生火灾时须沉着、冷静，切勿惊慌，应立即关闭电闸和煤气阀门，若为酒精、乙醚、汽油等有机溶液起火，切忌用水扑救，可用沙土等扑灭，必要时拨打火警电话求助。

五、医学微生物学实验室菌种、样本的保藏、使用和销毁

规范病原微生物菌种、样本的保藏、使用和销毁工作，防止病原微生物的感染与扩散。

1. 病原微生物菌种、样本的使用

（1）使用病原微生物菌种、样本时应在相应生物安全级别的实验室中进行处理。

（2）在使用病原微生物菌种、样本时应按上岗证的项目范围进行实验活动，使用高致病性和可疑高致病性病原微生物菌种、样本按其特殊规定进行处理。

（3）使用病原微生物菌种、样本时，如发生意外事件或生物安全事故，应按"实验室感染应急预案"的相关规定进行处理。

（4）实验结束后，剩余的病原微生物菌种、样本需要归还的，应按要求归还，并由使用者和保存者双方签名；不需要归还的，应视为感染性废弃物，按"实验废弃物管理规定和处置要求"进行处置。

2. 病原微生物菌种、样本的销毁

（1）菌种、样本在销毁前应经科室负责人批准，并在保存记录上注销，写明销毁原因，填写

销毁记录,记录内容应包括时间、方法、销毁人、批准人等。

（2）销毁菌种、样本应按"实验废弃物管理规定和处置要求"中感染性废弃物的方法进行处理,必要时应在质量管理办公室监督下进行销毁。

（3）销毁高致病性病原微生物菌种、样本时,应按照特殊要求进行处理。

3. 病原微生物菌种保存

（1）实验室应指定专人负责菌种的保存,双人双锁,并建立所保存的菌种名录清单,确保菌种安全。

（2）保管人员变动时,必须严格办理交接手续。

（3）菌种应严格信息登记,包括购进日期,使用、销毁情况、销毁经手人、销毁方法、销毁数量等。

（4）各菌种应按规定时间接种,一般接种不超过五代,同时注意菌种有无污染及变异,如发现污染或变异,应及时更换。

（5）菌种保存范围及向外单位转移,应按国家相关法规依法依规执行。

（6）所有存在的菌种应备有清单。

（7）使用菌种工作时,如发生严重污染环境或实验室人身感染事故,应及时处理,并向当地卫生主管部门报告。

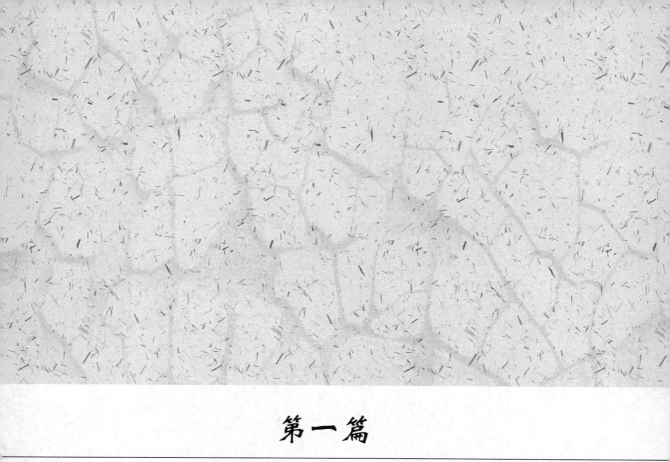

第一篇

微生物学基本技术及实验

实验一　显微镜的使用和维护

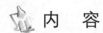

目　的

(1) 熟悉显微镜的结构、功能和使用方法。

(2) 掌握油镜的使用方法和维护方法。

内　容

绝大部分的病原微生物,如细菌、病毒和单细胞真菌等,必须借助显微镜(光学显微镜或电子显微镜)才能被观察到,其中使用最广泛的是普通光学显微镜(本书中简称为显微镜),所以,正确地使用和维护显微镜是进行微生物学实验研究所必须掌握的基本技能之一。

一、普通光学显微镜的基本构造

普通光学显微镜的基本构造分为机械系统和光学系统两大部分,下面以目前较为常用的电光源光学显微镜为例进行介绍(图 1.1)。机械系统部分包括镜筒、物镜转换器、镜臂、镜台、调焦器、镜柱、镜座等,其主要作用是支撑和固定镜头、调节物像焦距、搁置和移动标本。光学系统部分包括目镜、物镜、聚光器、反光镜等,作用是收集光源并聚集于标本上,然后通过透镜放大成像,使人眼可以分辨裸眼不能看见的细节。物镜一般有 4×、10×、40×、100×(或 90×)等几种。100× 的物镜是油镜,是进行微生物学实验最常用的。因为目镜多为 10×,所以使用油镜观察标本时,放大倍数为 1000×,可以将实际大小为 1 μm 左右的细菌放大至人眼能分辨的 1 mm 左右。

(一) 机械系统

1. 镜筒

上端装接目镜,下端与物镜转换器相连。

2. 物镜转换器

又称旋转盘,是安装在镜筒下方的一圆盘结构,可以按顺时针或逆时针方向旋转,其上平均分布有 3~4 个圆孔,用来装载不同放大倍数的物镜。

3. 镜臂

是支持镜筒和镜台的弯曲状结构,是取用显微镜时的握持部位。

4. 镜台

也称载物台,是放置被检测标本片的平台。镜台上有标本移动器(推进尺),可使标本片前后左右移动。镜台的中央有圆形的通光孔,来自下方的光线经此孔照射到标本上。

5. 调焦器

也称调焦螺旋,用于调节物镜与被检物体之间的焦距,一般设有粗调螺旋和细调螺旋,前者做概略调焦,后者做精密调焦。

6. 镜柱

是连接镜臂与镜座的短柱。

7. 镜座

位于最底部,是整台显微镜的基座,用于支撑和稳定镜体。有的显微镜在镜座内装有光源。

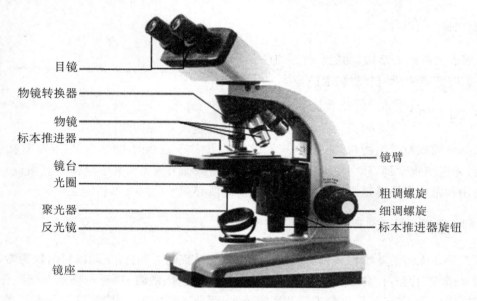

图 1.1　普通光学显微镜结构示意图

(二) 光学系统

光学系统包括目镜、物镜、聚光器、反光镜等。

1. 目镜

也称接目镜,安装在镜筒的上端。每个目镜一般由两个透镜组成。其上刻有放大倍数,如5×、10×、15×等。镜中常装有一条黑色细丝作为指针,以便指示物像供人观察。

2. 物镜

也称接物镜。每个物镜由数片凸透镜组合而成,其下端接近被检标本。接物镜一般有低倍镜、高倍镜和油镜三种。它们被安装在物镜转换器上,各有一些标志,如低倍镜:10×0.25%(10/0.25),10 表示放大倍数,0.25 表示数值孔(口)径(NA);高倍镜 40×0.65(40/0.65);油镜:100×1.25(100/1.25)。

3. 聚光器

位于载物台通光孔的下方,由聚光镜和光圈组成,其主要功能是将光线集中到要观察的标本上。聚光器由 2～3 个透镜组合而成,其作用相当于一个凸透镜,可将光线汇集成束。在聚光器的左下方,有一调节螺旋,可使其上升或下降,升高可使光线增强,反之使光线变弱。光圈也称彩虹光阑或孔径光阑,位于聚光器的下端,是控制进入聚光镜光束大小的可变光阑。它由十几张金属薄片组合排列而成,其外侧有一小柄,可使光圈的孔径开大或缩小,以调节光线的强弱。有的显微镜在光圈下方装有滤光片环,可放置不同颜色的滤光片。

二、显微镜的使用

(一)低倍镜的使用

1. 准备

打开实验台上的工作灯,转动粗调螺旋。将载物台略下降(或镜筒略升高),使物镜和载物台距离稍拉开。再旋转物镜转换器,将低倍镜对准载物台中央的通光孔,当镜头完全到位时,可听到轻微的"咔哒"声。

2. 调光

打开光圈,上升聚光器,双眼向目镜内观察,同时调节反光镜的角度,使视野内的光线均匀、亮度适中。

3. 放片

把所需要观察的标本片放到载物台上,并用移动器上的弹簧夹固定好,然后把观察的标本部位移到通光孔的正中央。

4. 调焦

从显微镜侧面注视低倍镜,同时用粗调螺旋使载物台缓慢上升(或镜筒下降),直到低倍镜镜头距载玻片标本约 5 mm 时,再从目镜里观察视野,同时用左手慢慢转粗调螺旋,使载物台缓缓下降(或镜筒缓缓上升),直至视野中出现物像为止。如物像不清晰,可转动细调螺旋,直至视野中的物像清晰为止。

(二)高倍镜的使用

(1)依照上述操作步骤,先用低倍镜找到物像。

(2)将待观察物像移至视野中央,同时转动细调螺旋,使被观察的物像清晰。

(3)眼睛从侧面注意物镜,转动物镜转换器,使高倍镜镜头对准通光孔。

(4)眼睛向目镜内观察,同时微微转动细调螺旋,直至视野内的物像清晰。

有时,在低倍镜准焦情况下,直接换高倍时会发生高倍镜与标本片碰撞的情况,有时标本转不过来,此时应将载物台下降或使镜筒升高,直接用高倍镜调焦。方法是从侧面注视物镜,调节粗调螺旋,使高倍镜头下降至与标本片最短距离,再观察目镜视野,慢慢调节细调螺旋,使镜头缓缓上升,直至物像清晰为止。

(三)油镜的使用

(1)用低倍镜或高倍镜找到所需观察的标本物像,并将要进一步放大的部位移至视野中央。

(2)转动物镜转换器,移开低倍镜或高倍镜,在标本片的中央滴一滴香柏油,眼睛从侧面注视镜头,轻轻转换油镜,使镜面浸在油滴中。在一般情况下,转过油镜即可看到物像,如不清楚,用细调螺旋调节至物像清晰。

(3)油镜观察完毕后取下标本片,并下降载物台约 10 mm,把物镜转到一边,立即用擦镜纸拭去镜头上的油,若油已干,可用擦镜纸蘸少许二甲苯擦净,并用另一张擦镜纸拭去二甲苯,以防二甲苯使镜头脱胶落下。

（4）封加盖片的标本片擦拭方法同油镜。无盖片的标本片,可用拉纸法擦油,即用一小块擦镜纸覆盖在标本片的油滴上,再滴一滴二甲苯,平拉擦镜纸,反复几次即可擦净,也可直接在二甲苯中把标本片上的油洗去。

使用油镜时添加香柏油的原理:因油镜的放大倍数高、透镜较小,而且载玻片和空气的折射率不同,从标本片透过的光线经折射后部分光线不能进入油镜,使视野亮度不够,且物像不清晰。若在油镜和标本片之间滴加香柏油,因其折射率$(n=1.515)$与载玻片的折射率$(n=1.520)$相仿,故可使进入油镜头的光线增加,物像清晰(图 1.2)。

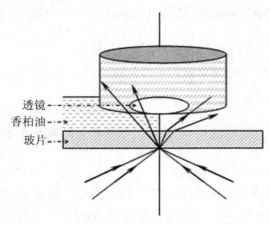

透镜 ----
香柏油 ----
玻片 ----

图 1.2　油镜原理示意图

三、显微镜使用的注意事项和维护

（1）使用显微镜时应小心爱护,不得随意拆卸。

（2）取显微镜时应一手紧握镜臂,一手托住镜座,切忌一手斜提,前后摆动。双手取镜可避免零部件滑落。

（3）显微镜应置于离实验台边缘约 6 cm 处,以免显微镜翻倒落地。课间离开座位时,应将倾斜关节复原,镜头转离通光孔位置。

（4）要熟悉粗、细调螺旋转动方向,并能配合使用,调节焦距时,眼睛必须注视物镜头,以免压坏标本和损坏镜头。

（5）观察带有液体的临时标本时要加盖片,应将显微镜充分放平,以免液体污染镜头和镜身。

（6）显微镜不得与强酸、强碱、乙醚、氯仿和酒精等化学药品接触,如不慎污染,应立即擦拭干净。

（7）要保持显微镜的清洁,显微镜的光学部分只能用擦镜纸轻轻擦拭,不可用纱布、手帕、普通纸张或手指擦拭,以避免磨损镜面。

（8）显微镜使用完毕,将三个接物镜转成"八"字形,将聚光器下降,放入显微镜箱内。切不可把显微镜放在直射光线下曝晒。

实验二　微生物学实验室常用仪器的使用

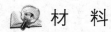 **目　的**

掌握微生物实验室常用仪器的使用方法和注意事项。

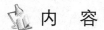 **材　料**

恒温培养箱、水浴箱、离心机、电热干烤箱、高压灭菌器等。

内　容

一、恒温培养箱

恒温培养箱简称温箱,是微生物学实验中不可缺少的设备,主要用于细菌培养及一些恒温试验。

1. 使用方法

(1) 当把试验物品放入培养箱后,将玻璃门与外门关上,并将箱顶上方风顶活门适当旋开。

(2) 在通电加热前,必须先加水,使浮标指示至"止水"为止。为节约用电和减少加热时间,可加入比要求温度低 4 ℃的温水。

(3) 接通电源,开启电源开关。

(4) 旋转调节旋钮,设定所需温度值。

2. 注意事项

(1) 使用前必须注意所用电源电压是否与所规定的电压相符,并将电源插座接地或按规定进行有效接地。

(2) 在通电使用时,切忌用手触及箱左侧空间的电器部分或用湿布揩抹及用水冲洗。

(3) 试验物放置在箱内不宜过挤,使空气流动畅通,保持箱内受热均匀,在试验时,应将风顶活门适当旋开,以利调节箱内温度。

(4) 每次使用完毕后,须将电源切断,经常保持箱内外清洁和箱内水的清洁。

(5) 应经常注意水箱内水的水位,浮标指示牌下降至"起水"位置时即应加水,切勿断水。

二、离心机

微生物实验中常用的离心机有普通离心机、低温高速离心机和超速离心机,它们用于沉淀细菌、分离血清和其他比重不同的材料。这里仅介绍普通离心机。

1. 使用方法

(1) 将盛有离心物品的离心管放入离心机金属套管内,在天平上配平。

（2）将离心管及其套管按对称位置放入离心机转盘中,将离心机盖子盖好。

（3）打开开关,缓慢调至所需转速,维持一定的时间。

（4）到达一定时间后使速度缓慢下降,然后关闭开关。

（5）离心机转盘静止后,方可开盖拿取离心管。

2. 注意事项

（1）物品离心前一定要配平,为防止离心管在离心过程中破裂,可在离心管与套管间垫上棉花。

（2）离心过程中如发现离心机震动、有杂音或有金属音,应立即关闭开关,并仔细检查原因。

（3）启动和关闭离心机时,速度变化不宜过快,应慢慢转动速度调节器。转动盘完全停止前,禁止打开离心机。

（4）如带菌物品离心时破裂,应立即消毒方可再次使用。

三、高压灭菌器

1. 构造

高压蒸汽灭菌器是一个双层的金属圆筒,两层之间盛水。外层坚厚,其上方有金属厚盖,锅沿旁有螺栓,可将锅盖紧闭,使锅内气体不外溢,因而蒸汽压升高,从而使水蒸气的温度相应地升高超过 100 ℃,它们之间的关系见表 2.1。

表 2.1　不同蒸汽压力下所达到的温度

蒸汽压力			温度（℃）
（MPa）	（kg/cm²）	（lb/in²）	
0.034	0.35	5	108.8
0.055	0.56	8	113.0
0.069	0.70	10	115.6
0.103	1.05	15	121.3
0.137	1.40	20	126.2
0.172	1.75	25	130.4
0.207	2.11	30	134.6

注：Pa 为帕斯卡；MPa 为百万帕斯卡；$1 \text{ lb/in}^2 = 0.00689 \text{ MPa}$。

高压蒸汽灭菌器上装有排气阀、安全活塞以调节灭菌器内的蒸汽;有压力表和温度计,以显示内部的蒸汽压力和温度。

2. 使用方法

向灭菌器内加水至规定量,放入要消毒的物品,关上灭菌器盖,用螺栓将其与锅体紧密固定,使之密闭。加热灭菌器,在压力表指针达 5 lb/in^2（0.034 MPa）时,打开排气阀,将灭菌器内的空气排出,使灭菌器内的压力均由水蒸气产生。否则,压力表所示的压力并非全部由水蒸气产生,则温度也将不正确,影响灭菌的效果。灭菌器内的温度与空气排出量的关系见表 2.2。

灭菌器排气阀先排出空气,继而排出水蒸气,待有大量的蒸汽排出时(呈白色雾状气流),即可认为灭菌器内的空气已经全部排出。此时,关闭排气阀。此后,灭菌器内压力逐渐升高,直至压力表显示压力达到所需的压力(如15 lb/in² 或0.10 MPa),调节安全阀,使灭菌器内的压力维持在该值上下,维持20~30 min。灭菌时间到达后,停止加热,待灭菌器内的压力自行下降至0,才能打开排气阀,使灭菌器内的压力与外界压力完全一致,打开灭菌器盖,取出灭菌的物品。

高压蒸汽灭菌法是最可靠的灭菌方法之一,凡耐高温和耐潮湿的物品,如手术器械、培养基、生理盐水、敷料等棉织品、玻璃制品、传染性污物及废弃的微生物培养物等均可采用本法进行灭菌。

表 2.2　高压蒸汽灭菌器内温度与空气排除量的关系

蒸汽压力		能达到的温度(℃)				
(MPa)	(kg/cm²)	空气完全被排除	空气排除2/3	空气排除1/2	空气排除1/3	未排除过空气
0.034	0.35	109	100	94	90	72
0.069	0.70	115	109	105	100	90
0.103	1.05	121	115	112	109	100
0.137	1.40	126	121	118	115	109
0.172	1.75	130	126	124	121	115
0.207	2.11	135	130	128	126	121

3. 注意事项

(1) 使用前必须加入足够量的水,加热至压力达到5 lb/in² 时,打开排气阀,使灭菌器内的冷空气排出。

(2) 灭菌完毕后,需待灭菌器内压力自行缓慢下降至0时,方可打开排气阀,压力显示大于0时不得打开排气阀,更不得打开密闭螺栓,以避免意外的发生。

(3) 灭菌的时间应根据物品的种类和体积适当增减,以保证灭菌效果。

(4) 欲检查灭菌器内的压力和温度是否相符,可用熔点与所需检查的温度相一致的化合物装入试管中,经减压熔封后放入灭菌器内进行灭菌实验,灭菌完毕后,取出试管,观察试管内的化合物是否熔化,即可判定压力与温度是否相符。一般常用硫黄检查灭菌器内温度是否能达到121 ℃。

四、电热干烤箱

1. 构造

干烤箱是由双层铁板制成的长方形金属箱,外壁内面填充石棉等隔热材料,箱顶有孔,供放置温度计和空气流通之用。箱底有加热用的电炉,另有鼓风机可用来加速箱内冷热空气的对流,使箱内的温度在短时间内达到一致。箱的旁侧有控制系统,用来调节和控制箱内的温度。箱内有金属隔板,供放置灭菌物品之用。

2. 使用方法

将待灭菌的物品清洁、包装好后,放入干烤箱内的隔板上,关门后打开通气孔,通电加热,使箱内温度升高至160~170 ℃以后,保持2 h,即可达到灭菌的目的。在有棉塞和包装纸的情况下,温度最高不得超过180 ℃,否则,棉花和包装纸将会被烤焦,甚至燃烧!灭菌结束后,关闭电源停止加热,待箱内温度降至80 ℃以下,方可开门取物,避免玻璃门和箱内的玻璃器皿因骤冷而破裂。

3. 注意事项

干烤箱的原理和使用方法与温箱基本相同,因其所用温度较高(达 170～180 ℃),使用时要特别注意以下几点:

(1) 一般耐高温的物品及干燥的物品可以用此法进行灭菌,如玻璃、陶瓷器皿,非挥发性油类(如液状石蜡、凡士林等)也可用此法进行灭菌。橡胶制品、塑料制品、金属制品(刀、剪、镊等)不宜用此法灭菌,以免发生老化、变形、退火等现象。

(2) 使用前必须注意所用电源电压是否与所规定的电压相符,并将电源插座接地极按规定有效接地。

(3) 在通电使用时,切忌用手触及箱左侧空间的电器部分或用湿布揩抹及用水冲洗,检修时应切断电源。

(4) 放置箱内物品切勿过挤,必须留出空气自然对流的空间,使潮湿空气能从风顶上加速逸出,以保证灭菌效果。

(5) 干烤箱无防爆装置,切勿放入易燃易爆物品。

(6) 每次使用完毕后,须将电源全部切断,等温度降至 80 ℃以下方可开门取物。当箱内温度较高时,严禁打开箱门,因高温极易引起火灾及导致烫伤!

思考题

(1) 为什么使用油镜时要等载玻片干后才能滴加香柏油?

(2) 油镜的标志是什么? 使用时有哪些注意事项?

(3) 如果视野太亮或太暗,可以通过哪些方法来解决?

(4) 微生物学实验室常用的仪器有哪些?

(5) 了解温箱、离心机、高压灭菌器、电热干烤箱的使用方法及注意事项。

实验三　微生物学实验中常用物品的准备

微生物学实验中,常用物品的洗涤与灭菌不仅是实验前的准备工作,而且对保证实验结果的准确性也是非常重要的。物品的洗涤与灭菌是否符合要求,对分析结果的准确度和精确度均有影响。因此,实验室工作中一定要规范常用物品的清洗与灭菌方法,将常用物品清洗干净,做好实验前的准备工作。

目　的

(1) 掌握微生物学实验中常用物品的洗涤方法。
(2) 掌握高压蒸汽灭菌法等常用的消毒灭菌方法。

材　料

(1) 玻璃仪器:烧杯、烧瓶、三角瓶、玻璃瓶、玻璃试管、培养皿等。
(2) 试剂:洗洁精、自配洗液、75%酒精、高锰酸钾、重铬酸钾、浓硫酸等。
(3) 毛刷:试管刷、瓶刷等。
(4) 仪器:高压蒸汽灭菌器、干烤箱、超声波清洗机。
(5) 其他:橡皮塞、手术刀、剪子、镊子等。

内　容

一、洗涤

(一)玻璃器材的清洗

1. 常规清洗

微生物学实验室所使用的玻璃器材主要包括培养皿、锥形瓶(制作微生物培养基用)、试管(微生物保存)、吸管、移液器(吸取菌液或其他液体用)、载玻片、盖玻片(制片用)等。一般玻璃器皿的清洗包括浸泡、刷洗、浸酸和冲洗四个步骤。

(1) 浸泡。

初次使用和培养用后的玻璃器皿都需先高压灭菌后用清水浸泡,以使附着物软化或溶解。新的玻璃器皿使用前应先用自来水简单刷洗,然后用5%稀盐酸溶液浸泡过夜,以中和其中的碱性物质。

用过的玻璃器皿往往黏附大量蛋白质,干燥后不易刷洗掉,故用后应立即处理。遵循以下原则:经固体培养基培养后带菌的培养皿、试管等应先浸泡在2%煤酚皂溶液或0.25%新洁尔灭消毒液内24 h或煮沸0.5 h,再洗涤;带病原菌的培养物应先进行高压灭菌,然后倒出培养物,再进行洗涤;如果琼脂培养基已经干燥,可将培养皿放在水中蒸煮,待琼脂熔化后趁热倒出,再进行洗涤。

（2）刷洗。

浸泡后的试管、培养皿、烧瓶、锥形瓶、烧杯等,用试管刷或瓶刷从外到里用清水刷洗掉可溶性物质、部分不溶性物质和灰尘;若污垢刷不掉,可蘸取污粉擦拭;若器皿上有油污等有机物,则必须先除去油污,可在5%苏打溶液内煮2次,再用热的肥皂水洗刷,注意不留死角,然后用自来水冲洗干净后晾干备浸酸。为了检查洗涤效果,可将器皿外壁擦干,若内壁的水均匀分布成一薄层而不现水珠,表示油垢完全洗净;若还挂有水珠,则需用洗涤液浸泡数小时,然后再用自来水冲洗。经过这样洗涤的玻璃器皿,可以装一般实验的培养基和无菌水等。若需精确配制化学药品,或做科研用的精确实验(如细胞培养等),则用自来水冲洗干净后,需再用蒸馏水淋洗3次,烘干备用。

吸取过一般液体的玻璃吸管（包括毛细吸管）,使用后应立即投入盛有自来水的量筒或标本瓶内,勿使管内干燥以减少洗涤麻烦。吸过含有微生物培养物的吸管,应先浸入5%的石炭酸（苯酚）溶液内,经5 min以上灭菌后,再浸入清水中;吸管的内壁如果有油垢,应先浸入10%氢氧化钠溶液内1 h以上,再清洗。如仍有油污,则需浸入洗涤液内,经1 h后再洗涤。无菌操作所用的吸管顶部塞有棉花,洗涤前先将吸管尖端与装在水龙头上的橡皮管连接,用水将棉花冲出。洗涤后的吸管,可以倒立于垫有干净纱布的容器内,将水控干。若要加速干燥,可放烘箱内烘干。

新载玻片和盖玻片,需先在2%的盐酸溶液中浸泡1 h后用自来水冲洗,再用蒸馏水洗2次;用过的载玻片与盖玻片如滴有香柏油,要先用皱纹纸擦去或浸在二甲苯内摇晃几次,使油垢溶解,再在5%的肥皂水（或1%苏打液）中煮沸10 min后立即用自来水冲洗。然后在稀洗涤液中浸泡2 h,用自来水冲去洗涤液,最后蒸馏水换洗数次;如果用洗衣粉液洗,也要先用纸擦去油垢,再将玻片浸入洗衣粉液中,其余方法同上,但煮沸后要保持30 min。洗涤干净的载玻片可以晾干或烘干,然后用干净的纱布包好放在干净的容器内备用;也可在干燥后直接浸于95%酒精中保存备用,使用时在火焰上烧去酒精,用此法洗涤和保存的载玻片清洁透亮,没有水珠。洗净的盖玻片只能干燥后备用,不能浸于酒精中（盖玻片很薄,如带酒精点燃,会被烧破）。检查过活菌的载玻片或盖玻片应先在2%煤酚皂溶液或0.25%新洁尔灭溶液中浸泡24 h,然后按上法洗涤与保存。

（3）浸酸。

刷洗不掉的微量杂质经过清洁液的强氧化作用后,可被清除。清洁液是由重铬酸钾、浓硫酸和蒸馏水按一定比例配制而成的,对玻璃器皿无腐蚀作用,去污能力很强。浸酸是清洗过程中的关键环节。配好后的洗涤液呈棕红色或橘红色,应贮存于有盖容器内。浸泡时,器皿要充满清洁液,勿留气泡;浸泡时间应不少于6 h,一般浸泡过夜;盛洗涤液的容器应始终加盖,以防氧化变质;洗涤液可反复使用,但当其变为墨绿色时即为失效,不能再用。

使用时应注意:清洁液中的硫酸具有强腐蚀作用,浸泡时间太长会使玻璃变质,应及时将器皿取出冲洗;玻璃器皿放入前,应尽量干燥,避免稀释清洁液;此液的使用仅限于玻璃和瓷质器皿,绝不能用于金属器械和橡胶用品,对塑料器皿应先明确该塑料制品是否适用。

（4）冲洗。

刷洗和浸酸后都必须用流水充分冲洗,使之不留任何残迹。冲洗时器皿用水灌满,倒掉,重复10次以上,最后用纯化水润洗内壁2～3次。洗净的玻璃仪器内壁应能被水均匀地润湿而无水的条纹,且不挂水珠。

2. 结晶和沉淀物的洗涤

氢氧化钠或氢氧化钾因吸收空气中的二氧化碳而形成碳酸盐以及存在氢氧化铜或氢氧化铁沉淀时,可用水浸泡玻璃容器数日,然后用稀盐酸洗涤,溶解沉淀物后用水冲洗。如果是有机物蒸发后残留的沉淀,则可用煮沸的有机溶剂或氢氧化钠溶液进行洗涤清除。

3. 超声清洗

对于小容量的玻璃容器(非量具),无法用刷子刷洗,也不太容易灌入液体清洗的,可采用超声清洗。超声清洗前应先用水洗去可溶性物质、部分不溶性物质和灰尘,再注入一定浓度的洗洁精溶液,超声清洗 10～30 min,用水洗去洗涤液,然后用纯化水超声清洗 2～3 次。对于其内有难溶于水的物质或油污的玻璃容器,第一遍应先用合适的有机溶剂冲洗,再如上进行超声清洗。

(二)橡胶制品的清洗

使用后的橡胶制品先置入水中浸泡,以便集中处理和避免附着物干涸,然后用 2%NaOH 溶液煮沸 10～20 min,以除掉蛋白质。用自来水冲洗后,再用 1%稀盐酸浸泡 30 min,最后用自来水和蒸馏水各冲洗 2～3 次,晾干备用。新购置的橡胶制品带有大量滑石粉,应先用自来水冲洗干净,再做常规清洗处理。

(三)金属器具的清洗

实验中所用金属器具主要是一些手术刀、剪子、镊子等,这些器具使用后应立即用酒精擦洗干净,晾干后备用。

(四)塑料制品的清洗

塑料制品的特点是质地软、不耐热。目前常用的塑料制品多是采用无毒并已经特殊处理的包装,打开包装即可用,多为一次性物品。必要时,使用后经过清洗和无菌处理后,也可反复使用 2～3 次,但不宜过多。清洗程序为使用后应即刻浸入水中严防附着物干涸,用 2%NaOH 浸泡过夜,用自来水充分冲洗,再用 5%盐酸溶液浸泡 30 min,最后用自来水和蒸馏水冲洗干净,晾干备用。不宜用毛刷刷洗,以防划痕出现,如残留有附着物可用脱脂棉轻轻擦拭。

二、包装

为了防止器具消毒灭菌后再次遭受污染,在消毒处理前要经过严格包装。清洗后的器具先放入干燥箱中烘干(塑料和橡胶制品不能放入干燥箱),或置于通风无尘处自然晾干,然后包装起来,再做消毒处理。常用的包装材料有牛皮纸、报纸、棉线、纱布、铝饭盒、特制玻璃或金属制的消毒筒,根据物品的不同可选择局部包装或全包装。

局部包装适用于三角烧瓶、试管、烧杯等。用棉塞或胶塞将口塞好,外用包装纸与细线包扎。全包装适用于较小的器皿,如培养皿、吸管等。培养皿常用旧报纸或牛皮纸包紧,一般以 5～8 套培养皿为一包,少于 5 套工作量太大,多于 8 套则不易操作。如将培养皿放入金属筒内进行干热灭菌,则不必用纸包,金属筒为一圆筒形的带盖外筒,里面放一装培养皿的带底框架,此框架可自圆筒内提出,以便装取培养皿。吸管在包装前要在距其粗头顶端约 0.5 cm 处,塞一小段约 1.5 cm 长的棉花,以免使用时将杂菌吹入其中,或不慎将微生物吸出管外。脱脂棉松紧要适中,过紧,吹吸液体太费力;过松,吹气时棉花会下滑。然后将吸管单独用纸包装后消毒,不可用报纸包直接装入消毒筒,要求将吸管尖端插入筒底,粗端在筒口,使用时,金属筒卧放在桌上,用手持粗端拔出。

三、灭菌

高压蒸汽灭菌法可杀灭包括芽孢在内的所有微生物,是灭菌效果最好、应用最广的灭菌方法。其步骤是先将消毒锅洗净,放入适量的水(水面必须盖过电热管,以防电热管干裂);然后将需灭菌的物品放在高压锅内,加热时蒸汽不外溢,高压锅内温度随着蒸汽压的增加而升高。在103.4 kPa(1.05 kg/cm^2)蒸汽压下,温度达到121.3 ℃,维持 15~20 min。消毒过程中,消毒者不能离开岗位,要经常检查压力是否恒定,如有偏离应及时调整。

四、干燥保存

实验经常要用到的仪器应在每次实验完毕后洗净干燥备用。不同实验对干燥有不同的要求:一般定量分析用的烧杯、锥形瓶等仪器清洗干净后即可使用;而用于无水分析的仪器很多要求是干燥的。不急需用的仪器或使用时对水分没有要求的仪器,可在蒸馏水冲洗后放在无尘处倒置控去水分,自然晾干即可。一般的玻璃仪器洗净后控去水分,放在烘箱内烘干,烘箱温度为105~110 ℃,烘 1 h 左右。

注意事项

(1) 用过的玻璃器皿必须立即洗涤;含有对人、畜、植物等有致病性的微生物的试管、培养皿或其他容器,应先浸入 5％石炭酸溶液中 5 min 以上,或经蒸煮灭菌后再进行洗涤;装过有毒物品的器皿,必须与其他器皿分开经妥善处理后单独洗涤,以防扩散和发生意外;不能使用对玻璃有腐蚀作用的化学试剂,也不能使用比玻璃硬度大的物品来擦拭玻璃器皿。

(2) 浸酸时,要注意酸液不要溅到身上,以防"烧"破衣服和损伤皮肤。第一次用少量水冲洗刚浸洗过的仪器后,废水应倒在废液缸中。如果无废液缸,倒入水池时,要边倒边用大量的水冲洗,以防废液腐蚀水池和下水道。仪器浸酸之后一定要用自来水冲洗 10 次以上。

(3) 高压蒸汽灭菌时,消毒物品不能装得太满,以保证消毒器内气体的流通,消毒瓶装液体时,橡皮塞与瓶口之间要加一根通气线,防止瓶内气体受压将瓶塞蹦出。在加热升压之前,先要打开排气阀门,排出残留在锅内的冷空气,因此,导气管一定要插到锅底且不能堵塞。关闭排气阀门,继而开始升压,当达到所需的压力时,通过调节火力大小,使压力稳定在所需数值后开始计算时间。灭菌后不要立即打开气阀放气以免水汽喷出,要让其自然降温降压至 0 时,才能打开气阀。

(4) 高压灭菌后器皿务必晾干或烘干,以防包装后使包装纸潮湿发霉。

思考题

(1) 简要叙述玻璃器皿清洗的程序。

(2) 除了高压蒸汽灭菌法外,还有哪些消毒灭菌的处理方法?

知识拓展

（1）牛血清、大部分培养基、胰酶和一些生物制剂（如秋水仙素、谷氨酰胺、异硫氰酸胍等）是有机物溶液，均不能高压，以防有效成分被破坏。

（2）滤过除菌时，滤器在使用前应先装好滤膜，包好，经高压灭菌后才能使用。滤过酶类制剂时应待滤器温度降至室温再进行。过滤时压力不宜过大，压力数字以 2 为宜。压力太大时微孔滤膜可能破裂，或使某些微生物变形而通过滤膜。装滤膜时位置要准确。另外滤器包装时，螺钉不要拧得太紧，以免高压蒸汽无法进入，待高压灭菌之后，再拧紧使用。

（3）使用化学消毒法时，配制 75％酒精应用卫生级，不要用化学纯、分析纯和优质纯酒精。来苏儿水不能用于皮肤消毒，它对皮肤有刺激性。空气消毒时，所有的物品要事先准备齐全并使消毒者有较方便的退出途径，因为甲醛或乳酸加热后放出的蒸汽对人的角膜和呼吸道上皮组织有严重的刺激和伤害作用。

附　录

清洁液一般可配制为三种强度，配方见表 3.1。

表 3.1　清洁液配制的三种强度

强　液	含　量
重铬酸钾	63 g
浓硫酸	1 000 mL
蒸馏水	200 mL
次强液	含　量
重铬酸钾	120 g
浓硫酸	200 mL
蒸馏水	1 000 mL
弱　液	含　量
重铬酸钾	100 g
浓硫酸	100 mL
蒸馏水	1 000 mL

配制清洁液时，应注意安全，须穿戴耐酸手套和围裙，注意保护好面部和身体裸露部分。配制过程中，可使重铬酸钾溶于水中（不能完全溶解时，可加热处理）。待重铬酸钾溶液冷却后，慢慢加入浓硫酸（工业用酸即可）并用玻棒小心搅动。注意：只能将浓硫酸缓慢加入水溶液中，切忌相反操作，以免浓硫酸溅出伤人，若注入过急产热量大，易发生危险。配制容器应用陶瓷或耐酸塑料制品。配成后的清洁液呈棕红色，经长时间使用后，因有机溶剂和水分增多渐变成绿色，表明已失效，应重新配制。旧清洁液仍有腐蚀作用，严禁乱倒，宜深埋土中。

实验四　微生物学实验动物和动物实验技术

　　动物实验是医学教学及科研必不可少的基本手段,尤其在医学微生物研究中,其在探索病原体致病机理、感染免疫及预防治疗等方面均可发挥关键作用,极大地推动了医学微生物学的发展。动物实验必须在充分了解基础理论知识、精心实验设计与准备、熟练掌握基本技术操作,并对实验中可能出现的各种问题有充分认识及完善应对措施的基础上,才能得到准确可靠的实验结果。用于医学研究的实验动物种类、品系很多,不同实验动物在基因型、组织型、代谢型及易感性等方面均有较大差异。因此,应根据研究目的,在不影响实验结果的前提下,选择既符合医学科学研究需要,又来源容易、经济、易饲养的动物进行实验。病原学研究中,大小鼠和家兔是应用最为广泛的实验动物。因此,本章节将主要以大小鼠及家兔为例,介绍微生物实验动物感染及相关实验操作技术。

抓取和固定实验动物的方法

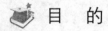 目　的

(1) 掌握常用实验动物的抓取手法。
(2) 根据不同实验需要,选择最适宜的动物固定方法。

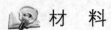 材　料

(1) 器具:小鼠固定板、鼠尾固定器、兔用固定器及兔解剖台。
(2) 动物:小鼠、大鼠、豚鼠及家兔。

内　容

一、小鼠抓取和固定

　　小鼠属小型啮齿类动物,性情温顺,一般不会主动攻击人,但在抓取时也应注意掌握力度,抓取过程中用力过大会伤害小鼠,过小小鼠可能会反转头部咬伤实验人员。一般可通过徒手及专用固定器对小鼠进行抓取和固定。

1. 徒手固定

　　待小鼠在笼内安静后,以右手拇指和食指捏住小鼠尾部中央,将其提起(图 4.1),若只想移动动物,可双手将小鼠捧起(图 4.2)。将小鼠放于笼盖上,轻轻后拉鼠尾,待小鼠向前挣脱时以

左手拇指及食指抓住颈背部至背中央皮肤,按压住小鼠头部(图 4.3)。抓取时力度要适当,过大会导致小鼠窒息或颈椎脱臼,过小小鼠挣扎时会扭转头部反咬操作人员。将小鼠翻转置于左手掌心,右手拉住小鼠尾部,拉直后肢,再以左手环指和小指压紧尾巴及后肢,掌心夹住背部皮肤,使小鼠身体呈一条直线(图 4.4)。

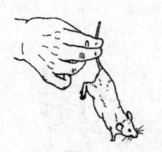

图 4.1　徒手抓取小鼠

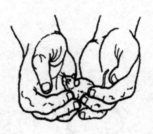

图 4.2　双手捧小鼠

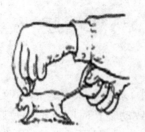

图 4.3　按压固定小鼠

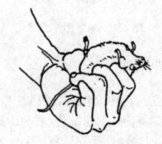

图 4.4　单手固定小鼠

2. 固定器固定

如需对小鼠进行尾静脉注射或抽取尾血,可将小鼠置于鼠尾固定器中露出尾部(图 4.5),鼠尾固定器可起到压住尾部抑制其活动的作用。若需心脏采血或采集脏器标本,可将小鼠固定于小鼠固定板上(图 4.6)。准备一块 15～20 cm 的木板或泡沫板,在板边缘楔入 5 个钉子;小鼠用乙醚麻醉,用线绳分别捆于四肢,将线绳系于木板的 5 颗钉子上,使其四肢固定,并在其头部上腭切齿处牵一根线绳,使小鼠完全固定。

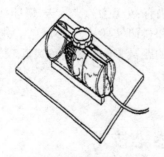

图 4.5　鼠尾固定器

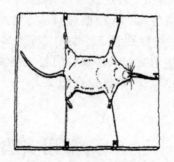

图 4.6　小鼠固定板

二、大鼠抓取和固定

大鼠比小鼠性情凶悍,其牙齿尖锐,因此,抓取时应戴上手套,防止被咬。4～5 周龄内的大鼠,可同小鼠一样抓住尾巴提起;周龄较大的大鼠需抓住尾巴基部。单手固定大鼠方法如下:张开左手虎口,食指和拇指抓住颈背部皮肤,其余三指抓住背部皮肤,小指和无名指夹住尾部牢牢固定(图4.7);双手固定大鼠可通过左手食指抓住颈背部,拇指及其余三指放在肋部,食指和中指夹住左前肢,分开两前肢举起,然后右手按住后肢固定(图4.8)。如需进行尾静脉注射或取血,可将大鼠固定于鼠尾固定器;进行心脏采血或解剖大鼠,可固定于固定板,固定板可仿照小鼠固定板自制。

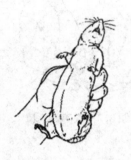
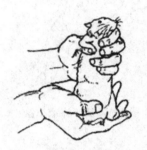

图4.7　单手固定大鼠　　　　　　图4.8　双手固定大鼠

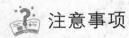 ## 注意事项

(1) 动物固定过程中要注意自我防护。固定过程中,动物易被激怒而啮咬操作人员,因此,要求操作人员动作熟练、迅速敏捷,避免因反复操作以致动物长时间不适而反噬实验人员,整个操作过程应尽量使动物处于安乐状态。一旦被动物咬伤,立即用75%医用酒精对伤口消毒处理,碘酊涂抹患处,必要时可预防注射。

(2) 避免损伤动物。固定动物时切忌动作粗暴、绳子捆绑过紧,以免造成动物软组织损伤或骨折;另要注意预防动物窒息、死亡等意外事故发生。

(3) 操作时要胆大心细、动作熟练、快速准确,不可恐吓动物。

 ## 知识拓展

(1) 动物实验中,为观察每只实验动物个体反应情况,常需对实验动物进行编号和标记,标记应保证号码清楚、耐久、简便和易认。常用的标记法有:染色法、挂号法、烙印法及耳孔法。

(2) 实验动物性别鉴定。性别鉴定是动物繁殖和科研实验中所必需的。判定大小鼠性别的方法是比较生殖突起大小及肛门与生殖突起之间的距离,雄性鼠生殖突起较大,肛门与生殖突起间的距离也较长;雌性鼠则相反。

常用实验动物感染技术

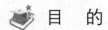 ## 目　的

(1) 掌握常用的实验动物病原学感染方法。

（2）了解动物接种在微生物分离鉴定中的作用。

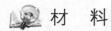 材　料

（1）菌液：对数生长期菌液，细菌数量通过平板倾注法准确计数菌落形成单位，然后根据实验需要将待用菌液稀释至相应浓度。

（2）器具及试剂：离心机、无菌吸管、无菌注射器、灌胃器、剪刀、固定器、碘酒及 75％乙醇等。

（3）动物：小鼠、大鼠、家兔及豚鼠等。

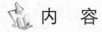 内　容

一、腹腔注射

大、小鼠腹腔注射时，左手抓取并固定好动物，腹部向上。右手持注射器，小指与无名指间夹持碘酒消毒棉球棒，食指固定针芯，将针头通过腹中线，在下腹部腹白线稍左或稍右位置，针头平行缓慢刺入皮下，进针深度为 3～5 mm，使针头与皮肤呈 45°角斜穿过腹肌，当针尖穿过腹肌进入腹腔后，针头有透空感，此时固定针头，保持针尖不动，使针头紧贴腹壁，避免损伤内脏，然后回抽，若无回血、肠液、尿液等，可缓缓推入感染菌液（图 4.9）。剂量：小鼠一次注射量为 0.1～0.2 mL/10 g 体重，大鼠一次注射量为 1～2 mL/100 g 体重，豚鼠和家兔一般每次 5 mL。

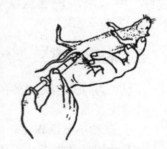

图 4.9　小鼠腹腔感染

二、静脉注射

大、小鼠通常采用尾静脉注射。将鼠固定于鼠尾固定器内，酒精棉球反复擦拭鼠尾或将鼠尾置于 45～50 ℃温水中浸泡几分钟，以软化表皮角质、充分扩张表面静脉血管。注射时，确认注射针管无气泡后，先以左手拇指和食指捏住尾根部，转动尾部使其侧面朝上，进一步扩张血管，使尾静脉更加突出，无名指和小指夹住尾端，以中指从下面托起尾巴，使之固定。针头从尾巴末端开始注射，对准血管中央倾斜 30°角左右进针，再将针头抬起，保持与尾部平行方向刺入，进入少许，当针头进入静脉有润滑感后，左手三指捏住尾巴，将针头和鼠尾一起捏住，不要晃动，此时试推菌液若顺利无阻，表明针头已正确刺入静脉内，即可缓缓注射；若针芯入推有阻力，且尾部出现白色皮丘，拔出针头无血流出，表明未刺入血管，或拔出针头有血流出，但尾部肿胀发白，说明针头刺穿静脉误入皮下组织，此时均应重新注射（图 4.10）。为避免再次注射时感染菌液从前部伤口处流出导致注射失败，初次注射应尽量从尾部末端开始，按次序依次向尾根部移动更换血管注射部位。大鼠和小鼠尾静脉均有 3 根（左、中、右），一般选取两侧静脉，左右两根静脉可选择交替注射。注射剂量：大鼠一般为 0.5 mL，小鼠为 0.2 mL。

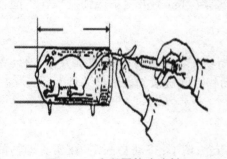

图 4.10　小鼠尾静脉注射

三、颅内感染

左手小指夹住小鼠尾部,于操作台上轻轻后拉,拇指和食指置于小鼠头部两侧使其固定,中指与无名指压住鼠身,将动物固定好后,食指轻按皮肤,使头皮错位。右手持注射器,小指与无名指间夹住消毒碘酒棉球棒,食指固定针芯,以防注射时因针芯压力,菌液流出。在鼠头部中心略偏向一边处以碘酒消毒后,垂直进针刺入皮下 5～7 mm,轻轻推入菌液,注射完毕后以左手食指推动头皮轻压,拔出针头,以防菌液漏出(附:颅内感染时,应严格控制针头进入颅腔的深度,为避免损伤动物脑实质,可在针头上穿一块橡皮,紧贴于针头根部,使针尖露出 5～7 mm,可准确掌握针头进入脑腔深度)。

四、呼吸道感染

对于通过呼吸道飞沫传播的病原体,可通过滴鼻接种,模仿自然状态下病原体感染机体途径。动物麻醉后,左手食指及拇指抓住动物双耳,将动物翻转置于左手掌内,鼻尖向上,右手持注射器,将菌液缓慢逐滴滴入鼻孔内。感染量一般为小鼠 0.03～0.05 mL,大鼠 0.05～0.1 mL,家兔 2 mL。

五、消化道感染

对于经粪口途径传播的消化道感染病原体,一般采用胃内注入法,即用灌胃法模拟自然状态下的感染。

1. 大鼠和小鼠灌胃法

左手拇指和食指抓住鼠颈部,其余 3 指抓住背部皮肤,使鼠体握持于左手掌内呈垂直体位,

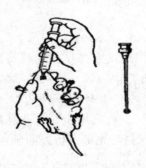

图 4.11　鼠灌胃感染

大鼠以左手拇指与食指固定头部和一侧前肢,中指和无名指固定另一肢,小鼠以拇指及食指固定头部,中指固定一侧前肢,无名指和小指固定住另一侧后肢(注:固定动物时,颈部皮肤勿向后牵拉太紧,以免勒紧气管导致动物窒息)。将动物腹面向上,右手持注射器使灌胃针头沿鼠嘴侧角进入口腔(图 4.11),然后轻轻转动针头刺激鼠做吞咽动作,以使灌胃针沿咽后壁缓慢通过食管进入胃内,如无阻力,说明针头顺利进入胃内,即可灌注进行感染;若在操作过程中,动物挣扎或咳嗽,表明针头没有进入胃内,此时应及时拔出灌胃针,检查动物食管是否受伤,若确认无损,待实验动物安静后,再重新灌胃。灌胃插管时动作要轻柔缓慢,不可粗暴或强制操作。灌胃感染剂量一般为小鼠 0.2～1.0 mL,大鼠 1～4 mL。

2. 自动口服感染

将待感染菌液放入饲料或与动物饮用水混匀后,让动物自行摄取。此法简单方便,但缺点是动物摄取量不同,不能保证动物个体感染剂量或实验动物之间摄取剂量的准确性。

六、角膜感染

角膜感染实验动物模型一般选用豚鼠或小鼠。具体方法如下:将动物固定,在实验动物的待感染眼部滴入局部麻醉剂(一般用 2％盐酸可卡因),10 min 后将动物腹面向上,头部面向实

验操作人员,将注射器针头从角巩膜连接处的眼球顶部斜刺入,此时动物眼球会向下移动,刺入角膜约 3 mm 深度。由于眼球转动,当角膜转至下眼睑位置时,推注菌液,若注射器针头成功刺入正确位置,可在角膜感染处形成直径为 2~3 mm 的浑浊圈。感染完毕,直接拔出针头,不需在注射处进行消毒处理。一般感染剂量为 5 μL。

注意事项

(1) 病原体的动物感染实验,为实现预期实验目的、得到良好实验结果并防止动物发生过度不良反应甚至死亡,必须给予动物合适的感染剂量。因此,正式实验之前,可通过查找文献或预实验,摸索出适宜的感染菌数和剂量,保证实验顺利进行。

(2) 实验动物选择应遵循以下原则:根据不同实验需要选择最敏感的动物为研究对象;根据不同病原体的入侵门户选择不同接种途径;为减少实验个体差异,还应注意动物个体选择,一般以成年动物为实验对象,动物间体重尽量保持一致,如无特殊需求,实验动物性别应优先选择雄性动物或雌雄各半,不宜采用妊娠或哺乳期动物。

知识拓展

(1) 根据实验研究精确度不同,选择标准化实验动物。所谓标准化实验动物是指按照遗传学控制方法及微生物控制标准培育而成的动物。根据遗传学控制原理可将实验动物分为远交系、近交系、突变系及杂交一代等不同品系;按照微生物学控制原理可分为无菌动物、悉生动物、无特定病原体动物及普通动物等。

(2) 在微生物动物实验中,根据不同观察指标,实验动物的选择一般为:过敏或变态反应宜选用豚鼠,发热和致热源检测宜选家兔,研究病原体致癌作用常选用大小鼠,研究实质性脏器疾病宜选用小鼠,研究人类弓形虫病常选用猫,制备病原体免疫血清常选用新西兰兔。

附　录

在某些动物实验中,动物被毛会影响实验操作及结果观察,因此常需去除或剪短动物被毛。常用的去除被毛方法有:剪毛法、拔毛法、剃毛法和脱毛法。

常用的实验动物脱毛剂配方如下:

(1) 硫化钠 3 g、肥皂粉 7 g 和淀粉 7 g,加水适量调成糊状。

(2) 硫化钠 8 g、淀粉 7 g、糖 4 g、甘油 5 g、硼砂 1 g,加水 75 mL,混匀。

(3) 硫化钠 8 g,溶于 100 mL 水中。

以上脱毛剂适用于大小鼠及家兔等小动物的脱毛。

实验五　临床常见感染标本的采集

感染性疾病的病原学检验是其确诊的依据,而病原学检验最易发生的误差主要集中在检验分析前的过程中(如标本采集、转运和保存)。正确采集、转运和保存感染性疾病的标本直接关系到病原性微生物检验的准确率和阳性率,是保证临床微生物检验获得正确结果的最关键一步。故若想做好感染性疾病病原学检验,必须重视感染性标本的正确采集和处理。感染性标本的采集和处理应遵循的共同原则如下:

(1)无菌操作:在采集正常无菌性标本时(如血液、脑脊液、穿刺液或关节液等),应严格无菌操作,避免杂菌污染。在采集正常有菌性标本时(如粪便、肛拭子、咽拭子等),虽无需严格无菌操作,但同样也需要注意避免杂菌污染。

(2)盛放容器:正常无菌性标本应放置在无菌容器内,其他标本尽量用无菌容器盛放。容器灭菌应采用干热、湿热或紫外线照射等物理灭菌法,避免化学灭菌法残留的化学物质影响病原菌的生长。

(3)采集时间和部位:应尽量在使用抗菌药物之前或下一次抗菌药物治疗前,选择合适的感染部位采集。

(4)送检时间和方法:标本采集后须注明患者个人信息(如姓名、年龄、采样时间、科室或病房、标本名称和采集部位、临床诊断、拟作检验项目等),仔细核对无误后立即送检。若不能立即送检,可将采集的标本放入专用的运送培养基或保存液中保存运送,部分标本需要置于特定温度保存运送(如嗜冷菌需 4 ℃保存运送,脑膜炎和淋病奈瑟菌需 37 ℃保存运送)。

(5)安全防护:感染性疾病许多标本含有病原菌,在采集、运送和检验过程中必须注意生物安全,防止病原菌的扩散和自身感染。

不同的感染性疾病标本采集时除了遵循上述共同原则外,还有各自的采集要求和特点。下面具体介绍临床常见的感染性标本的各种采集方法,以便切实提高病原性微生物检验的准确率和阳性率。

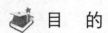 目　的

(1)熟悉临床感染性疾病各类标本的采集和处理的正确方法。
(2)了解临床感染性疾病各类标本采集的注意事项。

脓液标本的采集

内　容

一、封闭性脓肿

将患者局部病灶的皮肤、黏膜常规消毒后,以无菌注射器抽取脓液放入无菌容器中送检;也可在局部病灶切开引流时用无菌棉拭子采集,放入无菌试管中送检;怀疑厌氧菌感染时,抽取脓液后立即排尽注射器内的空气,刺入无菌橡皮塞中送检。

二、开放性脓肿和脓性分泌物

对于患者已经破溃的脓肿,一般先消毒病灶周围,用无菌盐水或75％乙醇轻轻擦去表面渗出物,再用无菌棉拭子采集病灶深部脓液及分泌物。

对于瘘管,需用无菌方法采集组织碎片,放入无菌试管中送检。若怀疑放线菌感染,采集标本时常需用无菌棉拭子挤压瘘管,选取流出脓液中的"硫黄样颗粒"放入无菌试管内送检,也可将灭菌纱布塞入瘘管中,次日取出置于无菌试管内送检。

三、大面积烧伤的创面脓性分泌物

病灶周围用无菌盐水或75％乙醇擦洗后,用无菌棉拭子采集患者创面多部位深部的脓液或分泌物,放入无菌试管中送检,也可将患者沾有脓液的最内层敷料放入无菌平皿中送检。

注意事项

（1）脓液标本采集时注意常规消毒,避免局域性化脓感染的扩散。

（2）封闭性脓肿或瘘管标本采集通常是采集两个拭子,分别做染色和培养。若涂片染色有细菌,而普通需氧培养无细菌生长,可考虑以下情况:① 患者正接受抗菌药物治疗;② 厌氧菌感染;③ 标本处理不当或培养基使用不当。

痰液标本的采集

内　容

一、咽拭子采集法

医师嘱咐患者在留取标本之前,应使用清水反复漱口以减少上呼吸道正常菌群的污染。将无菌的咽拭子越过舌根到咽后壁或悬雍垂后侧,反复涂抹数次,放入无菌试管中送检,注意避免咽拭子接触到口腔和舌黏膜。

二、自然咳痰法

医师嘱咐患者清晨起床后,用清水反复漱口,然后用力自气管深部咳出当日第一口浓痰,置于无菌容器中尽快送检。对于痰液量稀少或无痰的患者可采用雾化吸入 10% NaOH 水溶液处理,便于患者排出痰液。

三、小儿取痰法

用弯压舌板向后压舌,将无菌棉拭子深入咽部,小儿经压舌刺激咳嗽时,可咳出肺部和气管分泌物,粘在棉拭子上,放入无菌试管中送检。对于咳痰量少的幼儿,可轻轻压迫胸骨上部的气管,使其咳嗽,然后用无菌棉拭子采集,置于无菌试管内送检。

四、气管镜采集法

用气管镜深入肺内病灶部位,用无菌导管吸引或用无菌支气管刷取病灶局部痰液,置于无菌试管中送检。本法刺激性强,具有一定的痛苦,患者不易接受。

五、胃内采痰法

对于结核病患者尤其是婴幼儿患者,常有将痰液误咽入胃内的状况,可采集胃内容物做痰液检查。嘱咐患者清晨空腹,用无菌胃管深入患者胃内,抽取胃液,置于无菌试管内送检。

六、气管穿刺法

呼吸道厌氧菌检查时可通过气管穿刺取得痰液或直接穿刺取肺分泌物,置于无菌厌氧菌专用运送培养基送检。

注意事项

(1)痰液标本以清晨起床后第一口痰为佳,咳痰前需充分漱口,减少口腔正常菌群的污染。

(2)采集的痰液标本必须是下呼吸道的痰液而不是上呼吸道的唾液。

(3)标本采集后应及时送检,防止某些呼吸道细菌在外界干燥的环境中死亡。若是做结核分枝杆菌或真菌培养的痰液不能及时送检,应放入 4 ℃冰箱内,避免杂菌生长。

(4)上呼吸道有大量正常菌群寄居,某些情况下亦可致病,要正确区别正常菌群和病原菌并不容易,特别在抗菌药物作用下或在大量正常菌群掩盖下,病原菌的判定就更加困难。因此必须熟练掌握上呼吸道寄居菌群的特点和数量,帮助区别正常菌群和病原菌。

(5)结核病患者做结核分枝杆菌检查时,至少送检 3 次,最好收集 24 h 痰液送检。

(6)肺部感染的患者有 1/4～1/2 并发菌血症,可考虑同时采集血液标本做血液培养检查。

(7)白喉和结核是法定的乙类传染病,从痰液中分离和鉴定出上述细菌,应按有关规定报告相关部门。

⏰ 附　录

寄居在人体内各部位的正常菌群见表5.1。

表5.1　寄居人体各部位的正常菌群

部　位	主要菌群
口腔	链球菌、链杆菌、念珠菌、葡萄球菌、卡他布兰汉菌、棒状杆菌、放线菌、螺旋体、肺炎链球菌、奈瑟菌、乳酸杆菌、双歧杆菌等
鼻咽腔	葡萄球菌、肺炎链球菌、甲型和乙型链球菌、奈瑟菌、棒状杆菌、嗜血杆菌、放线菌、不动杆菌、痤疮丙酸杆菌、韦荣球菌、绿脓杆菌、变形杆菌等
泌尿生殖道	葡萄球菌、链球菌、棒状杆菌、分枝杆菌、大肠埃希菌、不动杆菌、乳酸杆菌、念珠菌、支原体、奈瑟菌、拟杆菌、双歧杆菌等
肠道	大肠埃希菌、双歧杆菌、拟杆菌、棒状杆菌、肺炎克雷伯菌、变形杆菌、假单胞菌、葡萄球菌、链球菌、韦荣球菌、八叠球菌、念珠菌等

粪便标本的采集

👍 内　容

一、自然排便采集法

肠道腹泻患者自然排便后,无菌小棍挑取带有黏液、脓血部分的粪便2～5 g,或无菌吸管吸取液状粪便中絮状物1～2 mL,盛于无菌的广口瓶/蜡质盒中或置于保存液/增菌液中送检,不同的细菌检验目的需用不同的运送培养基运送。

二、直肠拭子采集法

对于不易获得粪便或排便困难的患者及婴幼儿,可采用直肠拭子法采集。将无菌的肛拭子前端用无菌甘油盐水湿润,然后插入患者肛门4～5 cm(婴幼儿可减为2～3 cm)处,轻轻在直肠内壁旋转,擦取直肠表面黏液后取出,置于无菌试管或保存液送检。若不能立即送检,应放入专用运送培养基运送或保存。

❓ 注意事项

(1) 自然排便法嘱咐患者选取粪便的异常部位(黏液、脓血、絮状物)送检,提高检验的准确率和阳性率。

(2) 志贺菌标本的检验常用磷酸甘油缓冲液运送,霍乱弧菌标本的检验常用碱性蛋白胨水运送。

(3) 直肠拭子采集时应注意无菌操作,避免肠道正常菌群的污染。

（4）肠热症、细菌性痢疾、霍乱、鼠疫等是法定传染病，从粪便中分离和鉴定出上述细菌，应按有关规定报告相关部门。

 附　录

寄居在肠道的正常菌群见表5.1。

尿液标本的采集

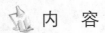 **内　容**

一、中段尿采集法

成年男性患者先用肥皂水清洗尿道口，后用清水反复冲洗，取患者中段尿（排尿过程中的中间时间的那一段尿液）10～20 mL 置于无菌容器或无菌的大试管送检。包皮过长的患者，可将包皮翻开冲洗后留取中段尿。成年女性先用肥皂水清洗外阴部并用清水冲洗，再用无菌纱布擦拭，最后用手指将阴唇分开排尿，取中段尿 10～20 mL 置于无菌容器或无菌的大试管送检。本法简单易行，无感染的危险，临床最常用。

二、导尿法

患者插入无菌导尿管后，弃去开始的 15 mL 尿液，然后留取 10～20 mL 尿液，置于无菌容器或无菌的大试管送检。本法一般需由专科医生采集，且有逆行感染的风险，一般不建议使用。

三、膀胱穿刺法

在患者膀胱充盈的状态下，将患者耻骨联合常规皮肤消毒后，用无菌注射器穿刺抽取尿液，置于无菌容器送检，此法适用于中段尿采集困难的婴幼儿尿液采集。若怀疑有厌氧菌感染时，注射器抽取尿液后应立即排尽注射器内空气，刺入无菌橡皮塞中送检。

四、前段尿采集法

患者怀疑尿道炎时，可在清洗尿道口后排尿，取最初 3～4 mL 置于无菌容器内送检。

五、留尿法

怀疑泌尿道结核患者检查时需用此法，取一洁净容器留取患者 24 h 尿液，取沉淀部分100 mL 送检。

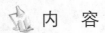 **注意事项**

（1）正常人膀胱中尿液是无菌的，但当尿液经过尿道排出时，容易受到泌尿道外正常菌群

的污染而混杂细菌。正常人尿液沾有的细菌数量不超过 10^3 cfu/mL,当患有泌尿道感染时尿液中细菌数量高于 $10^4 \sim 10^5$ cfu/mL,尿液标本采集后需做细菌计数(不同于其他感染性标本),以尿液中细菌的数量作为判定泌尿系统感染的依据。革兰阴性杆菌尿液菌落计数$>10^5$ cfu/mL或革兰阳性球菌尿液菌落计数$>10^4$ cfu/mL 作为泌尿道感染依据,革兰阴性杆菌尿液菌落计数$<10^5$ cfu/mL 或革兰阳性球菌尿液菌落计数$<10^4$ cfu/mL 一般判定为尿液污染。若泌尿道有感染症状,尿液菌落计数反复检查仍低于上述数量标准也可判定为感染。尿路感染患者尿液菌落计数始终低下的原因:① 患者接受抗菌药物治疗,细菌生长受到抑制;② 患者大量输液或使用利尿剂,尿液被稀释;③ 患者尿液 pH 失常,偏酸或偏碱,细菌生长受阻;④ 尿频患者细菌在膀胱停留时间过短,尿液中细菌数量偏少;⑤ 部分繁殖速度慢,生长要求高的细菌,在尿中细菌数偏少。

(2) 尿路感染一般由单一细菌感染引起,偶尔由两种细菌感染引起,但不会出现三种或三种以上细菌感染情况。若出现,则标本污染可能性大,需重新留取标本检查。

(3) 尿液是细菌生长的良好环境,标本采集后应立即送检,放置时间过长会导致感染菌和杂菌过度生长,影响检验诊断的准确性,不能及时检查的标本可临时保存在 4 ℃冰箱中,但保存时间最多不宜超过 2 h。

(4) 24 h 尿液标本的留取应使用适宜的无菌容器,不得加入防腐剂和消毒剂。

(5) 尿液标本病原学检查时可能混杂变形杆菌存在,为避免变形杆菌的迁徙生长而掩盖其他细菌生长,尿液标本分离培养时一般需选用抑制变形杆菌迁徙生长的培养基。

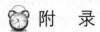 附　录

寄居在泌尿道的正常菌群见表 5.1。

血液及骨髓液标本的采集

内　容

一、采血方法

患者经常规皮肤消毒后,选用无菌注射器或负压吸管采集患者肘静脉血液,婴幼儿则采集肘静脉或股静脉血液,亚急性细菌型心内膜炎患者为增加阳性率可选用多部位采集血液,采集的血液置于血液培养专用增菌培养基送检。细菌性骨髓炎的患者,应在严格消毒后抽取患者骨髓液,置于骨髓液培养专用增菌培养基送检。

二、采血时间及次数

一般情况下,在患者发热初期 1~2 天内或发热高峰时采集。对间歇性菌血症患者,体温上升期采集血液。对细菌性心内膜炎患者,应在 10~15 min 间隔时间内连续采集。菌血症患者的病原菌周期性的出现在血液中,细菌在血液内通常不增殖,且容易被血液稀释或受到血液内

抗菌物质影响,导致患者血液中病原菌浓度水平很低,因此临床医师应多次采集血液标本进行肉汤增菌培养,提高血液培养的阳性率,但 24 h 内患者采集血液一般不宜超过 3 次。

三、采集量

采集标本量一般以培养液体积的 1/10 为宜,成人患者每次采血 5～10 mL,婴幼儿每次采血 1～5 mL,骨髓液每次采集 1 mL。

四、增菌培养

采集后的标本立即注入含增菌肉汤的专用培养基,迅速轻摇,使之充分混合,防止血液等凝固。

注意事项

(1) 病原菌可通过血液及骨髓液向全身组织器官扩散,导致患者病程加快、危害加重,采集的标本培养后同时做细菌染色,有助于早诊断和早治疗。依据怀疑不同的细菌感染选用不同的染色方法:细菌染色常用革兰染色、抗酸染色;真菌染色常用革兰染色、乳酸酚棉蓝染色和墨汁负染。

(2) 患者血液及骨髓液中常含有一定的杀菌物质如抗体、补体、中和溶菌酶,标本采集后一般均需用专用增菌培养基培养以避免体内物质对病原菌生长的抑制。不同细菌培养时因营养要求不同,适用的增菌培养基也不一样。常用增菌培养基为硫酸镁葡萄糖肉汤(需氧培养)或硫乙醇酸钠肉汤(厌氧培养),配制相对繁琐,现有商品化的增菌专用培养基出售亦可使用。

(3) 血液及骨髓液增菌培养基孵育时间多为 1 周,若怀疑波浪热、亚急性细菌性心内膜炎孵育时间可延长至 4 周。在规定的孵育时间内,培养基出现阳性结果可进行微生物检验;若培养基未出现阳性结果,则在孵育时间内将培养液盲目接种到无菌平板上观察有无细菌生长,防止病原菌的漏检。

(4) 依据不同的培养目的选用不同的培养基:需氧培养需接种血琼脂培养基、巧克力色血琼脂培养基或肠道鉴别选择型培养基;厌氧培养需接种厌氧血琼脂培养基和羊血琼脂培养基;真菌培养需接种沙保弱培养基;L 型培养需先经高渗的 L 型液体培养基增菌后接种于 L 型培养基。

(5) 血液及骨髓液是诊断菌血症和败血症的病原学依据,标本在采集时有将病原菌扩散化的可能,且采集、接种及运送过程中均存在潜在污染的可能,因此标本在采集时应严格按照消毒规程操作。

(6) 血液及骨髓液培养常见的污染菌主要是凝固酶阴性葡萄球菌、棒状杆菌、芽孢杆菌、丙酸杆菌等,若单份培养瓶出现上述细菌,则标本污染的可能性大,需重新留取标本检验;但多部位、多份样本检查均显示出现上述细菌是有临床意义的,不宜轻易判定标本的污染。

(7) 菌血症一般是由一种细菌引起的,但有 5%～10% 的菌血症是多菌性菌血症,因此在传代培养时,应提供适用于多种细菌(如肠道菌、非发酵菌、需氧菌、厌氧菌、苛养菌、L 型、支原体和真菌等)生长的培养基和培养条件,防止漏检。

(8) 肠热症、结核病是法定传染病,从血液或骨髓液中分离和鉴定出该细菌,应按有关规定报告相关部门。

脑脊液标本的采集

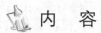 内　容

按照腰穿方法采集患者的脑脊液。脑脊液采集的患者需提前禁食,由技术精湛的医师以无菌操作方法在患者腰椎间隙(成年患者通常在第 3 和第 4 腰椎间隙,婴幼儿在第 4 和第 5 腰椎间隙)采集脑脊液 3～5 mL,装入无菌试管,立即送检。

注意事项

(1) 脑脊液采集需要一定的技术性,建议由技术精湛的临床医师采集,同时脑脊液穿刺过程中要严格无菌操作,防止污染。

(2) 脑脊液采集后须放入无菌试管中,一般置于两个无菌试管内,分别做病原学检查和常规生化检查。

(3) 由于脑脊液中的病原菌多数来源于血液循环,建议患者做脑脊液培养的同时做血培养。

(4) 脑脊液中很多病原菌对外界环境抵抗力差,特别对干燥和寒冷较敏感,因此标本采集后运送要注意保温,最好置于 25～37 ℃的条件下送检。

(5) 脑脊液中部分细菌离体后容易死亡或自溶,采集后应立即送检并尽快处理,一般不宜超过 1h,有条件的最好采用床边接种,以免影响病原菌的检出率。

(6) 病原菌在脑脊液中增殖常危及患者生命,造成患者死亡;或残留严重后遗症,影响患者的生存质量,因此采集的脑脊液标本在培养后应同时做细菌快速检查,常用的是革兰染色、抗酸染色、墨汁负染和荚膜肿胀实验等。

(7) 流行性脑脊髓膜炎和新型隐球菌性脑膜炎是法定传染病,从脑脊液中分离和鉴定出上述细菌,应按有关规定报告相关部门。

生殖道标本的采集

内　容

一、男性分泌物

用无菌生理盐水清洗尿道口,再用无菌棉签清理尿道口溢出的脓液,然后沿龟头方向按摩阴茎的腹面,使脓液流出。取一支无菌棉签采集流出的脓液标本,置于无菌试管中送检。

二、前列腺液

从肛门用手指按摩前列腺,使前列腺液流出,置于无菌试管中送检。

三、女性生殖道分泌物

在窥阴器辅助下操作,用一支长的无菌棉签采集阴道后穹隆分泌物,置于无菌试管中送检;或先用棉签擦去宫颈口及其周围的分泌物,另取一支长的无菌棉签伸入宫颈内 1～2 cm,缓缓转动数次后取出,置于无菌试管中送检。盆腔脓肿者,先消毒阴道,进行后穹隆穿刺,由直肠子宫凹陷处抽取标本,置于无菌试管中送检。子宫腔分泌物需要用无菌导管外包保护套的双重套管,深入子宫后戳穿外套,抽取分泌物,置于无菌试管中送检。

四、梅毒感染组织液

从外生殖器的硬性下疳处先以无菌生理盐水清理创面,再从溃疡底部挤出少许组织液,置于无菌试管中送检。

注意事项

(1)生殖道标本采集需要一定的技术性,建议技术精湛的临床医师采集,注意要严格无菌操作,防止正常菌群的污染。

(2)生殖道感染很多细菌传染性强,标本采集时注意生物安全,加强自身防护。

(3)淋病奈瑟菌抵抗力弱,有自溶性,因此标本采集后应尽快送检,最好是床边接种。如需运送,将标本置于专用的运送培养基,注意保温。

(4)生殖道感染中部分细菌属细胞内寄生菌,采集标本时,应采集较多的上皮细胞,提高阳性率。

(5)淋病和梅毒是法定传染病,从生殖道标本中分离和鉴定出上述细菌,应按有关规定报告相关部门。

附　录

寄居在生殖道的正常菌群见表 5.1。

思考题

简述常见的各种病原学标本的采集方法及注意事项。

实验六　常用培养基的制备

目　的

熟悉常用培养基的种类及制备过程。

材　料

（1）营养物及试剂：鲜牛肉或牛肉膏、蛋白胨、氯化钠、琼脂、0.1 mol/L 及 1 mol/L 的 NaOH、0.1 mol/L 及 1 mol/L 的 HCl、0.2 g/L 的酚红、无菌脱纤维羊血、蒸馏水。

（2）器具：天平、三角烧瓶、量筒、无菌平皿、小试管、中试管、吸管、纱布、脱脂棉、pH 比色架、标准比色管或 pH 计、高压蒸汽灭菌锅等。

内　容

培养基按物理性状不同可分为液体培养基、半固体培养基和固体培养基三种，三种培养基的制备方法如下：

一、液体培养基的制备

（1）将新鲜牛肉去除脂肪及筋膜并切碎，称重后按每千克牛肉加入 2 L 蒸馏水，置 4 ℃冰箱浸泡过夜。

（2）次日取出，煮沸 30 min，使肉渣凝固，也可不经冰箱过夜煮沸 1 h。

（3）纱布过滤，加入适量 NaOH 煮沸 10 min，澄清后过滤，在过滤后的牛肉浸液中加入 1%蛋白胨、0.5%氯化钠，加热溶解，补足失水。

（4）冷却至 50 ℃左右，调 pH 至 7.2～7.6。

（5）澄清过滤：此时调配好的培养基中常有一些混浊或沉淀，需使用滤纸过滤，并补足失水。

（6）将制备好的培养基分装烧瓶或试管，瓶口或管口加棉塞并用牛皮纸包扎紧。

（7）高压蒸汽灭菌，103.43 kPa 121.3 ℃高压 15～20 min，取出后备用。

（8）质量检验：需做无菌试验及效果试验检验培养基的质量。无菌试验是将灭菌后的培养基置于 37 ℃孵育 24 h，无任何细菌生长为合格；效果试验是将已知的标准参考菌株接种于制备好的培养基中，检测细菌的生长繁殖状况和生长反应是否与理论结果相符合。

通过上述过程制备的液体培养基为牛肉汤培养基，也可用肉膏汤培养基代替，区别是以商售的牛肉膏（0.3%）代替鲜牛肉制备的牛肉浸液，其他成分及方法与牛肉汤培养基相同，但肉膏汤培养基较牛肉汤培养基营养略差。

二、半固体培养基的制备

（1）在 pH 为 7.4 左右的牛肉汤或肉膏汤液体培养基中，加入 0.35%～1% 琼脂。琼脂为从海藻中提取的一种多糖物质，本身无营养作用不能被细菌利用，因其加热到 100 ℃ 后可熔化，冷却至 45 ℃ 左右又可凝固，故可作为赋形剂。

（2）高压蒸汽灭菌后冷至 50～60 ℃ 时按无菌操作法分装至无菌小试管或平皿，冷凝后即为半固体培养基。

三、固体培养基的制备

1. 普通琼脂培养基

（1）操作方法同半固体培养基，但加入的琼脂量较大，一般为 2%。

（2）将普通琼脂培养基高压蒸汽灭菌后冷至 50～60 ℃ 时，按无菌操作法分装至无菌小试管或平皿。分装至试管中的培养基斜置冷凝后，即为琼脂斜面培养基；分装倾注至平皿中的培养基水平放置冷凝后，即为琼脂平板培养基。

2. 血液及巧克力琼脂培养基

将灭菌后的普通琼脂培养基冷至 70～80 ℃ 时以无菌操作加入 10% 无菌脱纤维羊血，并在 80 ℃ 水浴锅中摇匀 15～20 min，倾注无菌平皿凝固后即为巧克力琼脂平板培养基；若将灭菌后普通琼脂培养基冷至 50 ℃ 左右无菌操作加入羊血，轻轻摇匀后倾注无菌平皿，即为血液琼脂平板培养基。

注意事项

（1）不同的培养基采用高压蒸汽灭菌法灭菌时压力、温度、灭菌时间应有所选择。对含糖培养基应以 54 kPa，112 ℃，15～20 min 加热为宜，以免破坏糖类营养物质；对不耐高热的明胶、牛乳或糖类等物质配制的培养基常用流通蒸汽灭菌法，每天以 80～100 ℃，30 min 加热一次，连续 3 天；对富含蛋白质（如血清或鸡蛋清）的培养基常用血清凝固器灭菌，方法为将配好的培养基放入血清凝固器内间断三次灭菌，每天一次，温度分别为 75 ℃、80 ℃ 和 85 ℃，每次为 30 min，在灭菌间歇期将培养基置 35 ℃ 温箱中过夜。

（2）培养基倾注平板。操作最好在无菌室或超净工作台内进行，倾注完成后将平皿盖开启一小缝隙，在紫外灯下照射待凝，以利于蒸汽散发及减少平板内冷凝水生成；如在实验室内台面倾注平板切勿将平皿盖全部开启，以免空气中尘埃或细菌等落入而污染培养基。另外，应注意倾注平板时培养基的温度，一般以 50 ℃ 左右为宜，如倾注平板温度过高时，会产生较多冷凝水极易导致污染；如温度过低，则部分琼脂已凝固，倾注后培养基的表面会高低不平。

（3）培养基配制时，除用玻璃容器外，还可用铝锅或搪瓷锅，但不宜用铁或铜容器，以防铁离子、铜离子进入培养基中，因培养基中含铁量超过 0.14 mg/L 即可抑制细菌毒素的产生，含铜量超过 0.3 mg/L 即可抑制细菌生长；另外，在培养基中加入染料、胆盐或指示剂等物质需在校正 pH 后加入。

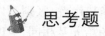 思考题

（1）什么是培养基？

（2）培养基按用途和物理性状分哪几种？有什么主要区别？

（3）简述肉膏汤培养基的制备过程。

 附 录

培养基 pH 的测定及矫正。

（1）取与标准比色管相同的空比色管 3 支，于第 1、3 管各加入欲测定 pH 的肉汤培养基 5 mL，并于第 1 管中加入 0.2 g/L 的酚红 0.25 mL 作为测定管，混匀；于第 2 管中加入蒸馏水 5 mL；第 4 管为 pH 标准比色管（图 6.1）。

（2）四支比色管分别按图 6.1 所示插入比色架进行比色，对光观察比色管，如两侧色调不同，则在测定管中徐徐加入 0.1 mol/L 的 NaOH 或 0.1 mol/L 的 HCl 溶液校正，直至颜色与标准管相同为止。加碱或酸时要精确缓慢，每加一滴要充分混匀，比色后再加第二滴（有时仅加半滴），准确记录加入的量。

（3）计算：按照 5 mL 培养基中用去 0.1 mol/L 的 NaOH 或 0.1 mol/L 的 HCl 溶液的量，计算出所配制的总培养基中应加入的酸或碱量，通常换算成高浓度的酸碱（1 mol/L 的 NaOH 或 1 mol/L 的 HCl）的量，加入所配制的培养基中，使其 pH 达到 7.2～7.6。

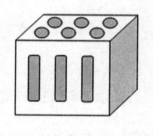 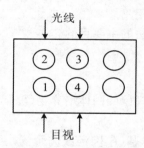

1. 滴定管
2. 蒸馏水管
3. 培养基管
4. 标准比色管

图 6.1 比色架及比色管放置示意图

实验七　常用的细菌接种和培养方法及生长现象观察

细菌的接种方法

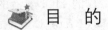 **目　的**

（1）掌握在常用培养基（液体、固体、半固体）上的细菌接种方法。

（2）了解细菌接种的基本用具。

（3）了解各种细菌接种方法的主要目的。

材　料

（1）菌种：葡萄球菌、大肠杆菌的固体培养物（琼脂平板或斜面）各一份，葡萄球菌和大肠杆菌混合菌液一支。

（2）培养基：普通液体培养基（牛肉汤或肉膏汤）、半固体培养基、普通固体培养基（琼脂平板或斜面）。

（3）接种用具：接种环、接种针（其构造如图 7.1 所示）、酒精灯等。

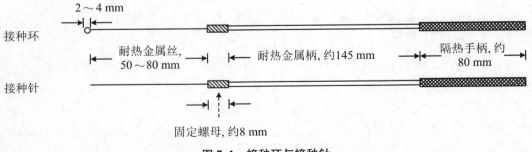

图 7.1　接种环与接种针

内　容

根据待检标本性质、培养目的和所用培养基性质可选用不同的接种方法。

一、平板划线分离接种法

平板划线分离接种法可将标本中混杂的两种或两种以上细菌在琼脂平皿表面分散成单个细菌,经过培养形成单个菌落,以达到分离获得纯种细菌的目的。该方法包括常用的分区划线分离法及连续划线分离法,具体操作方法如下:

1. 分区划线分离法

(1)点燃酒精灯,右手执笔式握持接种环(图 7.2),在酒精灯火焰上烧灼接种环,待冷却,取葡萄球菌和大肠杆菌的混合菌液一环。

(2)左手抓握琼脂培养基平皿,用手掌将平皿底固定,用手指将平皿盖略抬起一些,置酒精灯前上方 5～6 cm 处接种(图 7.3)。右手持接种环在琼脂表面的一端(即 1 区,占整个平皿的 1/8～1/6)涂布,划线时,接种环与琼脂表面成 30°～40°角轻轻接触,利用腕力动作,切忌划破琼脂表面。

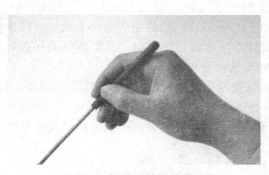

图 7.2　接种环的握持方法

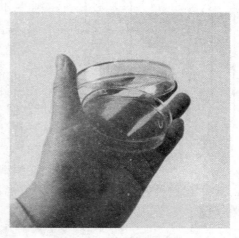

图 7.3　平皿的握持方法

(3)烧灼接种环,待冷后,将接种环通过 1 区划线 1～2 次,在 2 区做连续划线,各线条间隔要小,但不能重叠,划满平皿的 1/5～1/4 区域;划完 2 区不需烧灼接种环,通过 2 区 1～2 次,在 3 区做连续划线,如此再做 4 区划线直至划完整个平皿(图 7.4)。

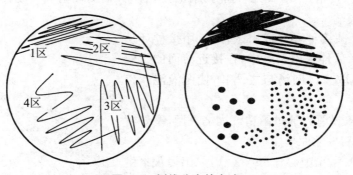

图 7.4　划线分离的方法

(4)接种完毕,盖好平皿盖,在平皿底外侧面玻璃上用记号笔注明标本名称、接种时间、接种者等。然后将平皿底朝上放置在 37 ℃孵箱内孵育 18～24 h。

（5）取出后观察培养基表面的菌落分布情况（图 7.4），注意观察最后 1～2 区内是否分离出单个菌落，并记录菌落特征（如菌落大小、形状、色素、透明度、表面特征等情况）。

2. 连续划线分离法

平皿及接种环操作方法同上，右手将已取标本的接种环先在平皿一端涂布，然后在培养基表面做大幅度左右来回、密而不重叠曲线形式的连续划线，将整个平皿布满曲线；划线完毕将平板标记好放置在 37 ℃ 孵箱内孵育 18～24 h 后观察结果。

二、斜面培养基接种法

主要用于纯种细菌移种，以便进一步鉴定细菌或保存菌种。具体方法如下：

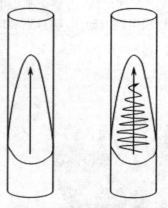

图 7.5　斜面培养基接种法

（1）左手拇指、食指、中指及无名指分别抓住菌种管（葡萄球菌或大肠杆菌）及待接种的斜面培养基试管的底端。

（2）右手持接种环在酒精灯火焰上烧灼灭菌，以右手掌的小鱼际肌与小指、无名指与中指分别夹住试管的塞头，转动并拔出试管塞，将两试管口通过酒精灯火焰灭菌。

（3）在酒精灯火焰附近进行接种操作。将灭菌接种环伸入菌种管内，蘸取少量细菌后退出，再伸入琼脂斜面培养基管中，接种环先由斜面底部向上划一直线，然后由底部向上通过直线做蜿蜒划线（图 7.5），划线时注意勿划破琼脂。蘸取细菌的接种环进出试管时，均不应触及试管壁和管口。

（4）接种完毕，试管口通过酒精灯火焰灭菌，塞好棉塞，将接种环在酒精灯火焰上烧灼灭菌后放回原处。

（5）已接种好的培养管置于 37 ℃ 温箱内孵育 18～24 h，取出观察斜面上细菌的生长情况（菌苔）。

三、液体培养基接种法

肉汤、蛋白胨水、各种单糖发酵管等液体培养基均用此种方法接种，可以观察细菌的不同生长情况、生化特性，有助于细菌鉴别。具体方法如下：

（1）左手拇指、食指、中指及无名指分别抓住菌种管（葡萄球菌或大肠杆菌）及待接种的液体培养基试管的底端。

（2）右手持灭菌接种环并拔出试管塞，用接种环从菌种管中取出细菌后伸入肉汤管中，在接近液面的管壁上轻轻研磨，并蘸取少许肉汤与之调和，使菌液混入肉汤中（图 7.6）。

（3）接种完毕，试管口通过酒精灯火焰灭菌，塞好管塞，将接种环灭菌后放回原处。

（4）置于 37 ℃ 温箱中孵育 18～24 h，取出后观察生长情况。根据菌种的不同，可有均匀浑浊、表面生长、沉淀生长等不同的生长现象。

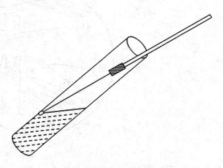

图 7.6　液体培养基接种法

四、穿刺接种法

半固体培养基及克氏双糖培养基(KIA)的细菌接种采用此法,用于观察细菌的动力、生化反应或保存菌种。下面以半固体培养基为例介绍接种方法:

(1) 左手拇指、食指、中指及无名指分别握持菌种管(葡萄球菌或大肠杆菌)及待接种的半固体培养基试管的底端。

(2) 右手持接种针灭菌后,蘸取少许菌种,垂直插入半固体培养基的中心,勿接触到试管底部,然后沿原路线退出试管(图 7.7)。

(3) 接种完毕,试管口通过酒精灯火焰灭菌,塞好棉塞,接种针灭菌后放回原处。

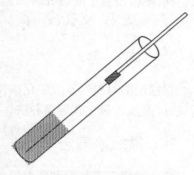

图 7.7　半固体培养基接种法

(4) 置于 37 ℃温箱中孵育 18～24 h,取出后观察生长情况。根据细菌有无鞭毛可表现为扩散生长或沿穿刺线线形生长。

注意事项

(1) 菌种管接种时,一般采用左手拇指、食指、中指及无名指分别抓住试管底端,而非手指与手掌的握持,因后者可能阻挡操作的视野,而影响接种的效果。

(2) 在每次接种前后一定要灼烧接种环或接种针进行灭菌,接种前灭菌是为防止环境中细菌污染标本或纯种细菌,接种后灭菌是防止标本或纯种细菌污染环境。而且灼烧灭菌后的接种环或接种针在挑取细菌之前一定要冷却,以防止烫伤标本中的细菌或纯种的细菌。

思考题

(1) 不同培养基上接种细菌采用哪些接种方法? 其主要用途是什么?

(2) 分离细菌常采用的方法是什么? 有何注意事项?

(3) 接种环在接种前后一定要灼烧的目的是什么? 为何接种前一定要冷却? 如何判断经灼烧的接种环已冷却?

细菌的培养方法

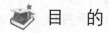 目　的

(1) 掌握细菌的需氧培养方法。

(2) 了解细菌微需氧、二氧化碳及厌氧培养法。

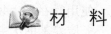 材　料

(1) 器材:普通孵育箱、磨口玻璃标本缸或干燥器、厌氧袋、厌氧罐、二氧化碳培养箱、三气

培养箱、真空泵。

（2）试剂及培养基：钯粒、美蓝（亚甲蓝）、枸橼酸、苯酚氢钠、硼氢化钠、氯化钴、1 mol/L 氢氧化钠、焦性没食子酸、1 mol/L 盐酸、苯酚氢钠、琼脂平板培养基、庖肉培养基。

（3）气体：O_2、N_2、CO_2、H_2。

内　容

根据细菌对氧气及二氧化碳需求的差异，常用细菌的培养方法可分为四种：需氧（普通）、微需氧、厌氧及二氧化碳等培养法。

一、需氧培养法

此法适用于需氧菌和兼性厌氧菌的培养。将已接种细菌的培养基（琼脂平板、斜面或液体）置于 37 ℃孵育箱中培养 18～24 h，然后观察细菌的生长情况。一般细菌在培养 18～24 h 即可观察生长现象，但少数生长缓慢的细菌需培养更长的时间（3～7 天直至一个月）才能观察。另外，有些细菌最适生长的温度低于 37 ℃，如鼠疫耶尔森菌在 28～30 ℃生长得更好。

二、微需氧培养法

此法适用于微需氧菌的培养，如空肠弯曲菌、幽门螺杆菌等在低氧分压条件下生长良好。可用抽气换气法即用真空泵先将容器内的空气排尽，然后注入 5％的 O_2、10％的 CO_2 和 85％的 N_2，也可采用三气培养箱通过 CO_2 及 N_2 自动调节箱内三种气体的浓度，然后放入已接种细菌的培养基于 37 ℃进行培养。

三、厌氧培养法

此法适用于专性厌氧菌的培养。目前常用的厌氧培养方法有厌氧罐法、气袋法、焦性没食子酸法及庖肉培养基培养法等。

（一）厌氧罐法

是目前应用较广泛的一种方法，通过理化方法除去密闭容器中的氧气，造成无氧环境，包括抽气换气法及气体发生袋法。

1. 抽气换气法

此法适用于一般实验室，其特点是较经济并可迅速建立厌氧环境。将已接种细菌平板放入厌氧罐，拧紧盖子，用真空泵抽出罐中空气，当压力真空表至 −79.98 kPa 时，停止抽气，充入高纯氮气使压力真空表指针回 0 位，连续反复 3 次，最后在罐内 −79.98 kPa 的情况下，充入 70％的 N_2、20％的 H_2 和 10％的 CO_2。罐中需放入冷催化剂钯粒，可催化罐中残余的 O_2 和 H_2 反应合成水，同时罐中应放有美蓝指示管，在无氧时显无色。

2. 气体发生袋法

气体发生袋系由锡箔密封包装，其中有两种药片，一种为含枸橼酸和苯酚氢钠合剂的药片，另一种是硼氢化钠和氯化钴合剂，前者遇水放出二氧化碳，后者可释放氢。使用时在发生袋的右上角剪一小口，灌入 10 mL 蒸馏水，立即放入含有钯粒、美蓝指示剂及平板培养基的厌氧罐中，拧紧盖子即可造成罐中 O_2 含量低于 1％的厌氧环境。

（二）气袋法

此种方法使用方便，不但实验室中可用，而且外出采样、现场接种时也可用。此法原理与气体发生袋完全相同，只是用透明而密闭的塑料袋代替了厌氧罐，内装有气体发生安瓿、指示剂安瓿、含有催化剂钯的带孔塑料管各一支。操作方法为首先将接种的平板培养基放入袋中，用弹簧夹夹紧袋口，然后折断产气安瓿，20 min 后再折断指示剂安瓿，如果指示剂美蓝无色即表明袋内达到厌氧状态，即可放入 37 ℃孵箱中进行培养。

（三）焦性没食子酸法

将厌氧菌接种至血琼脂平皿上，在该平皿盖的外侧面中央放置直径为 4 cm 左右的圆形纱布两层，按每 100 mL 容积用焦性没食子酸 1 g 与 1 mol/L 的 NaOH 1 mL 的用量，先在纱布上放入焦性没食子酸，再盖上同等大小的纱布两层，然后在其上滴加 NaOH 溶液，迅速将平皿倒置于其上，平皿周围用熔化石蜡封闭，最后置于 37 ℃孵箱中培养 24～48 h 后观察。

（四）庖肉培养基培养法

将庖肉培养基表面的石蜡在酒精灯火焰上方加热熔化，用毛细吸管吸取待检标本，接种至庖肉培养基的液体中，直立培养管待石蜡凝固后置于 37 ℃ 孵箱中培养 24～48 h 后观察。

四、二氧化碳培养法

有些细菌如脑膜炎奈瑟菌、淋病奈瑟菌、牛布鲁菌、胎儿弧菌等需要在含有 5%～10% 的 CO_2 环境中才能生长良好，尤其是初代分离培养时要求更为严格。将已接种的培养基置于 CO_2 环境中进行培养的方法即为二氧化碳培养法，常用方法有下列几种：

1. 二氧化碳培养箱

它是一台特制的培养箱，既能调节 CO_2 的含量，又能调节所需的温度。CO_2 从钢瓶通过培养箱的 CO_2 输送管进入培养箱内，由浓度自动控制器调节到所需 CO_2 浓度，将已接种细菌的培养基直接放入箱内孵育，即可获得二氧化碳环境，此法适用于大型实验室。

2. 烛缸法

将已接种细菌或标本的平板置于容量为 2 000 mL 的磨口标本缸或干燥器内（为了隔绝空气，缸盖及缸口应涂凡士林），于缸内放入一小段点燃的蜡烛（勿靠近缸壁，以免缸壁受热炸裂），盖密缸盖。待缸内蜡烛燃烧 0.5～1 min 因缺氧自行熄灭，容器内 CO_2 含量为 5%～10%。将整个容器置于 37 ℃孵箱中培养（图 7.8）。

3. 化学（苯酚氢钠-盐酸）法

每升容积的容器内苯酚氢钠与 1 mol/L 盐酸的用量按 0.4 g：3.5 mL 的比例加入，将两种药物分别置于一器皿（如平皿）内，连同器皿置于磨口标本缸或干燥器内，盖严后使容器倾斜，当两种药品接触后即可产生 CO_2。

思考题

（1）细菌的培养方法有哪些？各有什么用途？

（2）厌氧培养法中的气袋法是如何实现厌氧环境的？

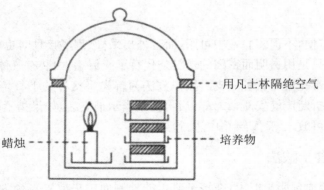

图 7.8 烛缸培养法

细菌的生长现象

目 的

（1）掌握细菌在固体、液体及半固体培养基上的生长表现。

（2）掌握细菌菌落特点的描述。

材 料

（1）菌种：金黄色葡萄球菌、表皮葡萄球菌、甲型溶血性链球菌、乙型溶血性链球菌、铜绿假单胞菌、枯草芽孢杆菌、大肠埃希菌、肺炎克雷伯菌及蜡样芽孢杆菌。

（2）培养基：普通琼脂平板和斜面培养基、半固体琼脂培养基、肉膏汤、血琼脂平板培养基。

内 容

不同细菌在固体培养基、半固体培养基和液体培养基中的生长现象各不相同，通过观察细菌的培养特征可以对细菌进行初步的分类和鉴定，并能判断纯培养物是否污染。

一、接种细菌

（1）将金黄色葡萄球菌、肺炎克雷伯菌、蜡样芽孢杆菌用分区划线法分别接种于血琼脂平板培养基。

（2）将金黄色葡萄球菌、铜绿假单胞菌分别接种于营养琼脂斜面培养基。

（3）将甲型溶血性链球菌、乙型溶血性链球菌、表皮葡萄球菌分别接种于血琼脂平板培养基。

（4）将枯草芽孢杆菌、金黄色葡萄球菌和乙型溶血性链球菌分别接种于液体培养基（肉膏汤）。

（5）将肺炎克雷伯菌和大肠埃希菌分别用穿刺法接种于半固体琼脂培养基。

二、培养

将上述接种细菌的培养基置于 37 ℃孵育箱中培养 18～24 h。

三、观察细菌的生长现象

（一）固体培养基

固体培养基多用于细菌的分离培养或纯培养，细菌生长后可形成菌落或菌苔。单个细菌生长繁殖后形成的集落即为菌落（Colony）；细菌量较多的部分，菌落常融合成片即为菌苔（Lawn）。菌苔一般不作为细菌鉴定的指标，但不同细菌的菌落通常具有一定的特征，可用于细菌的初步鉴定。观察菌落特征时应注意描述菌落的大小、颜色（色素）、溶血性、形状、凸起、表面、透明度、黏度和边缘等方面。细菌产生的色素包括脂溶性色素（如金黄色葡萄球菌的金黄色色素）和水溶性色素（如铜绿假单胞菌的青脓素与绿脓素）；细菌在血琼脂平板培养基生长后还应观察溶血现象，溶血特性包括 α 溶血（如甲型溶血性链球菌）、β 溶血（如乙型溶血性链球菌）和不溶血（如表皮葡萄球菌）。一般根据菌落表面的特征将菌落分为三种类型：

1. 光滑型菌落（Smooth type colony）

即 S 型菌落，此种菌落特点为表面光滑、湿润、边缘整齐，至于其他特点如凸起或扁平、色素、透明度、溶血等因菌种而异，如金黄色葡萄球菌的菌落。

2. 粗糙型菌落（Rough type colony）

即 R 型菌落，此种菌落表面粗糙、干燥、边缘不整齐，如蜡样芽孢杆菌的菌落。

3. 黏液型菌落（Mucoid type colony）

即 M 型菌落，此型菌落表面光滑、湿润、呈黏液状，以接种环触之可拉出丝状物，即"成丝试验"阳性，如肺炎克雷伯菌的菌落。

（二）液体培养基

液体培养基多用于增菌或测定细菌的生化反应，细菌生长后根据细菌的差异可有以下三种生长现象（图 7.9）：

1. 混浊生长

细菌生长后液体变为均匀混浊，如金黄色葡萄球菌。

2. 沉淀生长

细菌生长后上层培养液澄清，管底有絮状或颗粒状沉淀物，如乙型溶血性链球菌。

3. 表面生长

细菌生长后在液体表面形成一层菌膜，培养液澄清，如枯草芽孢杆菌。

（三）半固体培养基

半固体培养基多用于观察细菌的动力，细菌在半固体培养基中生长后，根据穿刺线是否清晰和培养基的混浊程度将细菌的生长现象分为沿穿刺线线形生长和扩散生长（图 7.10）。

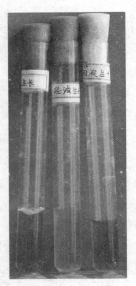

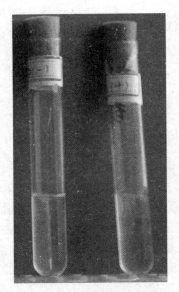

图 7.9　液体培养基中细菌生长现象
（见 211 页彩图）

图 7.10　半固体培养基中细菌生长现象
（见 211 页彩图）

（1）沿线生长指细菌沿穿刺线生长，穿刺线清晰，培养基透明度无变化，该生长表明细菌无动力即无鞭毛，如肺炎克雷伯菌的生长。

（2）扩散生长指细菌向穿刺线周围生长，培养基变混浊，穿刺线模糊或呈根须状，即表现为云雾状或羽毛状生长，表明细菌有动力即有鞭毛，如大肠埃希菌的生长。

注意事项

（1）观察液体培养基时，应注意观察液体培养基透明度，管底是否有沉淀，表面是否有菌膜及色素产生情况，故不宜剧烈振荡。

（2）细菌在半固体培养基中出现云雾状或羽毛状生长，均为动力阳性的表现，不同生长性状仅是因为细菌运动能力的差异。

思考题

（1）固体、半固体及液体培养基的主要用途是什么？

（2）细菌在固体、半固体及液体培养基上生长表现分别是怎样的？

（3）菌落按表面特征可分为哪几种？

（4）细菌在半固体培养基中的云雾状生长及羽毛状生长是如何区分的？

实验八　细菌形态结构及运动观察

细菌的形态小而透明,用光学显微镜观察时,由于菌体和背景没有显著的明暗差,因而难以看清它们的形态,更不易识别其结构,所以,用显微镜观察细菌时,往往要先将细菌进行染色,使之与背景形成鲜明的对比,才可以清楚地观察到细菌的形态及某些细微结构,也可根据细菌不同的染色反应,作为鉴别细菌的一种依据。因此,细菌的染色及形态结构的观察是微生物学实验中十分重要的基本技术。

细菌涂片标本的制备

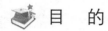 **目　的**

掌握细菌涂片标本的制备方法。

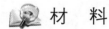 **材　料**

(1) 标本:葡萄球菌固体斜面培养基。
(2) 其他:生理盐水、载玻片等。

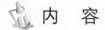 **内　容**

细菌涂片标本的制备是细菌染色观察的初始阶段,涂片标本的制备一般可分为载玻片处理、细菌涂片、涂片干燥、涂片染色、涂片固定五个阶段。

一、载玻片处理

细菌涂片所用载玻片要求透明、清洁而无油渍,附着性好,滴上水后,能均匀展开。如载玻片有残余油渍,可按以下方法处理:
(1) 滴 2～3 滴 95％酒精,用清洁纱布擦拭,然后缓缓通过酒精灯外焰 3～4 次。
(2) 若上法仍未能除去油渍,可再滴上 1～2 滴冰醋酸,用清洁纱布擦净,再在酒精灯火焰上缓缓通过。

载玻片处理好后,可用玻璃铅笔在预涂片处的背面画一个直径为 1.5 cm 左右的圆圈,作为标记。

二、细菌涂片

涂片所用标本材料不同,涂片方法也有差异:

1. 固体标本

如细菌菌落、脓汁、粪便等标本材料,涂片时,先用接种环取 1~2 环生理盐水(或蒸馏水),置于载玻片中央。然后将接种环在酒精灯火焰上烧灼灭菌,待冷却后,挑取少量标本,置于载玻片中央生理盐水中混匀,并沿一个方向涂成直径 1 cm 左右薄厚均匀的圆形薄膜。

2. 液体标本

接种环烧灼灭菌后取标本(液体培养物、血清、乳汁、组织渗出液等)1~2 接种环,在载玻片中央沿一个方向涂成直径 1 cm 左右的圆形薄膜(注意不用挑取生理盐水)。

3. 血液标本

取 1 滴抗凝血,置于距载玻片一端 1 cm 处(或整片玻片的 3/4 端),左手持载玻片,右手持推片接近血滴,使血液沿推片边缘展开成适当的宽度,并保持推片与载玻片成 30°~45°角,轻压推片边缘平稳地向前移动,推制成厚薄适宜的血涂片。

4. 组织脏器标本

左手用镊子夹持组织中部,右手以灭菌剪刀剪下一小块,夹出后以其新鲜切面在载玻片上压印或涂成一薄层。

5. 固体斜面标本

如固体斜面培养基,涂片方法按下面步骤操作(图 8.1):

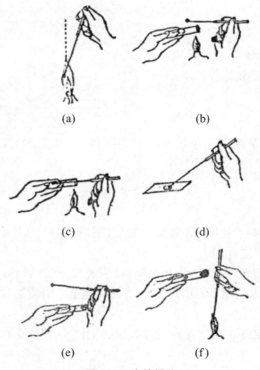

(a)　　　　　　　(b)

(c)　　　　　　　(d)

(e)　　　　　　　(f)

图 8.1　涂片操作

(1) 右手拇指、食指、中指三指执笔式持接种环,并于酒精灯外焰上烧灼至发红为止,移至火焰旁冷却。

（2）左手持试管，将试管口在酒精灯火焰上旋转烧灼灭菌，用右手小指夹取试管上的棉塞，旋转后轻轻拔出，并持于小指与小鱼际之间，注意不得将棉塞放置桌上或触及任何物品，以免污染环境。

（3）在酒精灯火焰附近，用冷却后的接种环插入含有待检细菌的试管内，挑取标本管内少许菌苔。挑取标本后，将接种环从试管内退出，但接种环不可与试管壁接触，以免将环上细菌碰落。退出试管的接种环置于载玻片中央生理盐水中混匀，并沿一个方向涂成直径为 1 cm 左右、薄厚均匀的圆形薄膜。细菌涂片后，立即将试管管口在火焰上旋转灭菌后塞上棉塞。接种环使用后经烧灼灭菌插入试管架上。

三、涂片干燥

制备好的涂片可放在室温下自然干燥。如室内温度较低，可将涂片标本面向上，在远离酒精灯火焰的地方烘干（离酒精灯上方火焰约 3 cm），注意切勿靠近火焰，以免破坏细菌形态。

四、涂片固定

1. 固定的方法

（1）火焰固定：涂片完全干燥后，手持涂片一端，细菌面向上，匀速通过酒精灯火焰 3 次，将涂片与火焰接触面轻触手背，以不烫手为宜，即说明固定恰当。

（2）化学固定：血液、组织脏器等涂片染色时，不宜用火焰固定而用甲醇固定，可在涂片上滴加甲醇数滴作用 2～3 min 后，自然挥发干燥；或者将已干燥的涂片浸入甲醇中 2～3 min 后取出晾干。此外，丙酮和酒精也可用作化学固定剂。瑞特氏染色的涂片不需固定，因染色液中含有甲醇，有固定作用。

2. 固定的目的

（1）除去涂片的水分，使细菌更好地附着在载玻片上，以免在染色过程中被水冲掉。

（2）使细菌蛋白质变性，增加细菌对染料的通透性，使涂片更容易着色。

（3）杀死涂片中的部分微生物。

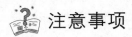 **注意事项**

在涂片固定过程中，并不能杀死全部微生物，在染色的水洗过程中也可能将部分细菌冲掉。因此，在制备烈性病原菌（特别是带芽孢的病原菌）涂片和染色时，应严格处理涂片和染色用过的残液，以免引起病原菌的污染和播散。

细菌基本形态的观察

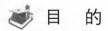 **目　的**

（1）掌握细菌的基本形态。

（2）熟悉细菌简单染色及革兰染色方法。

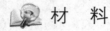 材　料

（1）菌种：葡萄球菌、大肠杆菌培养物。
（2）试剂：结晶紫染液、卢戈碘液、95％乙醇、稀释复红。
（3）其他：接种环、生理盐水、载玻片、显微镜等。

内　容

一、细菌涂片的制备

取葡萄球菌、大肠杆菌培养物按常规方法制备细菌涂片。

二、细菌简单染色

（一）原理

简单染色法是用单一染料对细菌进行染色的一种方法。此法操作简便，适用于对菌体一般形状和细菌排列的观察。

细菌简单染色常用碱性染料，这是因为碱性染料在电离时，其分子的染色部分带正电荷（酸性染料电离时，其分子的染色部分带负电荷），而在细菌悬液中，细菌通常带负电荷，因此碱性染料的染色部分易与细菌结合使细菌着色。经染色后的细菌与背景形成鲜明的对比，在显微镜下更易于识别。用作简单染色的染料常有：美蓝、结晶紫、碱性复红等。当细菌分解糖类产酸使培养基 pH 下降时，细菌所带正电荷增加，此时可用伊红、酸性复红或刚果红等酸性染料染色。

（二）方法

1. 染色

将载玻片涂片面向上，置于染色架上，滴加染液数滴（以染液刚好覆盖菌膜为宜）。石炭酸复红（或结晶紫）染色 1 min，或碱性美蓝染色 1～2 min。

2. 水洗

用细水流冲去涂片上的染液，直至流下的水无色为止。水洗时，不要直接冲洗菌膜，而应倾斜载玻片，使水从载玻片的一端流下。水流亦不宜过急，以免菌膜脱落。

3. 干燥

自然干燥，或用吸水纸吸干。

4. 镜检

染色片完全干燥后用油镜观察。

三、革兰染色

（一）原理

革兰染色法是 1884 年由丹麦病理学家 Christian Gram 创立的，而后一些学者在此基础上

做了某些改进。革兰染色法是细菌学中最重要的鉴别染色法,可用于细菌的分类和鉴别。根据染色结果的不同,可以把细菌分为革兰阳性(G$^+$)和革兰阴性(G$^-$)两种类型。目前,就其染色原理有以下三种学说:

1. 细胞壁结构学说

革兰阳性菌细胞壁结构较致密,肽聚糖含量高,脂质含量少,用乙醇脱色时细胞壁脱水、使肽聚糖层的网状结构孔径缩小,透性降低,从而使结晶紫-碘的复合物不易被洗脱而保留在细胞内;革兰阴性菌细胞壁结构疏松,肽聚糖含量少,含大量脂质,当脱色处理时,脂质被乙醇溶解,细胞壁透性增大,使结晶紫-碘的复合物比较容易被洗脱出来。

2. 化学学说

革兰阳性菌细胞质中含有大量核糖核酸镁盐,可与碘、结晶紫结合形成大分子复合物,使已经着色的细菌不被乙醇脱色;革兰阴性菌菌体含核糖核酸镁盐很少,故容易被乙醇脱色。

3. 等电点学说

革兰阳性菌等电点(pI)为2~3,而革兰阴性菌等电点(pI)为4~5,在相同pH条件下,革兰阳性菌所带负电荷比革兰阴性菌多,故与带正电荷的结晶紫染料结合牢固,不易被乙醇脱色。

(二)方法

1. 初染

滴加结晶紫染液2~3滴(以刚好覆盖菌膜为宜),染色1 min后用细水流冲去多余染料,甩净残留水分。

2. 媒染

滴加卢戈氏碘液2~3滴,作用1 min后细水流冲洗,甩净残留水分。

3. 脱色

滴加95%乙醇2~3滴,轻轻晃动玻片,至紫色不再脱去为止(根据涂片厚度需30 s至1 min),细水流冲洗,甩净残留水分。

4. 复染

滴加稀释复红2~3滴,染色0.5 min后用细水流冲洗,甩净残留水分。

5. 镜检

用吸水纸吸干水分后,用油镜观察。

(三)结果

革兰阳性菌染成蓝紫色,革兰阴性菌染成淡红色。葡萄球菌为革兰阳性的球菌,葡萄串状排列;大肠杆菌为革兰阴性的短杆菌,分散排列(图8.2)。

注意事项

(1)涂片厚度应均匀,如太厚或太薄,菌体分散不均,会影响乙醇脱色,造成染色结果不准确。

(2)革兰染色结果是否正确,乙醇脱色是革兰染色操作的关键环节。脱色不足,阴性菌被误染成阳性菌;脱色过度,阳性菌被误染成阴性菌。

(3)染色过程中勿使染色液干涸。用水冲洗后,应尽量甩去玻片上的残水,以免染色液被稀释而影响染色效果。

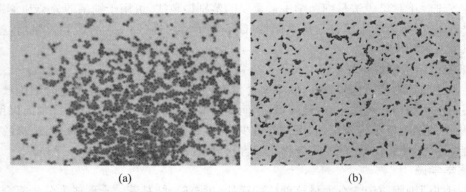

(a)　　　　　　　　　　　　　　(b)

图 8.2　葡萄球菌(a)及大肠杆菌(b)革兰染色的镜下形态

(见 211 页彩图)

　　(4) 选用对数生长时期的细菌。G$^+$菌培养 16~18 h,大肠杆菌培养 24 h。若菌龄太老,由于菌体死亡或自溶常使革兰阳性菌转呈阴性。

细菌特殊结构的观察

🎒 目　的

掌握细菌特殊结构鞭毛、荚膜、芽孢的染色方法。

📖 材　料

(1) 菌种:变形杆菌、破伤风梭菌、肺炎链球菌。

(2) 试剂:鞭毛染色液、荚膜染色液、芽孢染色液。

(3) 其他:接种环、生理盐水、蒸馏水、载玻片、显微镜等。

🔬 内　容

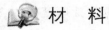

一、鞭毛(鞭毛染色法)

(一) 原理

　　鞭毛是细菌的运动"器官",一般细菌的鞭毛都非常纤细,其直径为 0.01~0.02 μm,在普通光学显微镜的分辨力限度以外,故需要用特殊的鞭毛染色法才能观察到。鞭毛染色是借助低渗透原理及媒染剂和染色剂的沉淀作用,使染料堆积在鞭毛上,以加粗鞭毛的直径,同时使鞭毛着色,在普通光学显微镜下能够看到。

（二）方法

1. 活化菌种

将变形杆菌在 1.4% 的软琼脂上传两代，形成迁徙生长现象。

2. 制片

在干净载玻片的一端滴加蒸馏水 1 滴，用接种环从迁徙生长边缘挑取少许菌苔，在蒸馏水中轻点几下，使细菌自由扩散（注意不要研磨，以免鞭毛脱落）。将载玻片稍倾斜，使菌液随水滴缓缓流到另一端，然后平放，将载玻片置于 37 ℃ 温箱内让其自然干燥。

3. 染色

在标本片上加数滴鞭毛染色液，染色 1 min，水洗，自然干燥后镜检（注意不能用吸水纸吸干）。

（三）结果

可见变形杆菌菌体周围有细长弯曲的数根丝状物即为鞭毛，菌体和鞭毛均染成红色，菌体着色较鞭毛深。染色时间长则鞭毛粗，否则鞭毛较细（图 8.3）。

细菌鞭毛染色要求非常小心细致，染色成功的关键主要决定于：① 菌种活化的情况，即要连续移种几次；② 菌龄要合适，一般在幼龄时鞭毛情况最好，易于染色；③ 新鲜的染色液；④ 载玻片要求干净无油污。

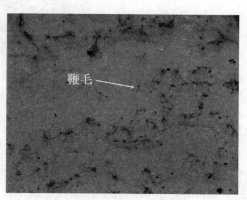

图 8.3　变形杆菌鞭毛染色的镜下形态
（见 212 页彩图）

二、荚膜（荚膜染色法）

（一）原理

荚膜是包围在细菌细胞外面的一层黏液性物质，其主要成分是多糖类，不易被染色，故常用衬托染色法，即将菌体和背景着色，而把不着色且透明的荚膜衬托出来。

（二）方法

1. 制片

提前数日于小白鼠腹腔注射肺炎链球菌菌液 0.2 mL，小鼠死亡后解剖，取腹腔液印片。印片在空气中自然干燥，荚膜很薄，易变形，无需加热固定。

2. 染色

滴加结晶紫染液数滴，在火焰上微微加热，使染液冒出蒸汽为止。再用 200 g/L 的硫酸铜水溶液冲洗，切勿用水冲洗。待自然干燥后用油镜检查。

（三）结果

肺炎链球菌呈矛头状，成双排列，菌体染成紫色，在菌体外围有一层较厚的淡紫色区域，即为荚膜（图 8.4）。

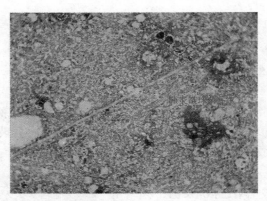

图 8.4　肺炎链球菌荚膜染色的镜下形态

（见 212 页彩图）

三、芽孢(芽孢染色法)

(一) 原理

芽孢染色法是利用细菌的芽孢和菌体对染料的亲和力不同的原理,用不同染料进行着色,使芽孢和菌体呈不同的颜色而便于区别。芽孢壁厚、透性低,着色、脱色均较困难,因此,可先用一弱碱性染料(如石炭酸复红),在加热条件下进行染色时,此染料不仅可以进入菌体,而且也可以进入芽孢,进入菌体的染料可经乙醇脱色,而进入芽孢的染料则难以透出,若再用复染液(如碱性美蓝)处理,则菌体和芽孢易于区分。

(二) 方法

1. 制片

将破伤风梭菌培养物涂片,自然干燥后,火焰固定。

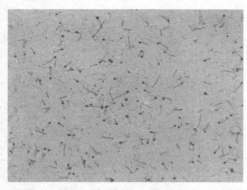

图 8.5　破伤风梭菌芽孢染色镜下形态

（见 212 页彩图）

2. 染色

滴加石炭酸复红染液数滴于涂片上,并在火焰上微微加热,使染液冒出蒸汽,持续 5 min(注意加热过程中勿让标本干涸),冷却后用细水流轻轻冲洗;用 95％乙醇脱色 2 min,细水流轻轻冲洗;再加碱性美蓝染液数滴复染 0.5 min,细水流轻轻冲洗,干后镜检。

(三) 结果

破伤风梭菌经芽孢染色后,可见菌体染成蓝色,菌体顶端有一呈红色,比菌体宽的圆形芽孢,芽孢与菌体相连似鼓槌状(图 8.5)。

细菌动力观察

　　鞭毛是细菌的运动"器官",在显微镜下观察细菌的运动性,可以初步判断细菌是否有鞭毛。通常使用压滴法或悬滴法观察细菌的运动性。观察时,要适当减弱光线,增加反差,如果光线很强,细菌和周围的液体就难以区别。

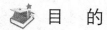

目　的

了解细菌的运动情况及观察细菌运动的方法。

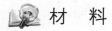

材　料

生物显微镜、凹玻片、水弧菌(或变形杆菌)肉汤培养物。

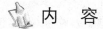

内　容

一、压滴法

　　(1) 接种环烧灼灭菌后,从培养基上挑取数环细菌放在装有 1～2 mL 无菌蒸馏水的试管中混匀,制成轻度混浊的细菌悬液。

　　(2) 取 2～3 环稀释菌液,放在洁净载玻片中央,再加入一环 0.01% 的美蓝水溶液,混匀。

　　(3) 用小镊子夹一块洁净的盖玻片,轻轻覆盖在菌液上,放置盖玻片时,应使其一端先接触菌液,然后将整个盖玻片缓慢放下,以免产生气泡。

　　(4) 将光线适当调暗,先用低倍物镜找到细菌的位置,再换高倍物镜观察细菌的运动。要注意区分细菌鞭毛运动和布朗运动,普通变形杆菌有鞭毛,运动活泼,可向不同方向迅速运动。葡萄球菌无鞭毛,不能做真正运动,只能在一定范围内左右颤动,这是受水分子撞击而呈分子运动(即布朗运动)。

二、悬滴法

　　(1) 取一张洁净盖玻片,用牙签在盖玻片的四个角涂少许凡士林。

　　(2) 用接种环取 3～4 环稀释菌液,放在洁净盖玻片中央。

　　(3) 将凹玻片的凹窝向下,使凹窝中心对准盖玻片上的菌液,轻轻地盖在盖玻片上,使凹玻片与盖玻片黏在一起(注意液滴不得与凹玻片接触)。

　　(4) 迅速翻转凹玻片,使菌液正好悬在凹窝的中央。再用接种环柄轻压盖玻片四周使其与凹玻片黏在一起,以防菌液干燥和气流影响观察。

　　(5) 将光线适当调暗,先用低倍物镜找到悬滴的边缘后,再将菌液移至视野中央,换用高倍物镜观察,注意观察鞭毛运动与布朗运动的不同。

注意事项

(1) 调节螺旋时,切忌过度下旋,以免压碎盖玻片。

(2) 因凹玻片较厚,油镜焦距很短,故一般不能用油镜来检查。

思考题

(1) 你认为哪些环节会影响革兰染色结果的正确性? 其中最关键的环节是什么?

(2) 绘出你所观察到的油镜下细菌特殊结构图。

(3) 细菌的动力检查有何意义?

附 录

1. 革兰染色液的配制

(1) 结晶紫染液:称取结晶紫 4～8 g,溶于 95％乙醇 100 mL 中,配成结晶紫乙醇饱和液。取此饱和液 20 mL 与 1％草酸铵水溶液 80 mL 混匀,过滤后备用。

(2) 卢戈(Lugol)碘液:先将碘化钾 2 g 溶于 10 mL 蒸馏水中,再加入碘 1 g,略加振摇,使之全部溶解后,再加蒸馏水至 300 mL 即成。

(3) 95％乙醇。

(4) 稀释的苯酚复红染液:取碱性复红 4 g,溶于 95％乙醇 100 mL 中配成碱性复红乙醇饱和液。取此饱和液 10 mL 与 50 g/L 苯酚水溶液 90 mL 混匀,即为苯酚复红液。取苯酚复红液 10 mL 加 90 mL 蒸馏水混匀即成。

2. 鞭毛染色液的配制

(1) 甲液:钾明矾饱和液 2 mL,50 g/L 石炭酸液 5 mL,200 g/L 鞣酸液 2 mL,混匀。

(2) 乙液:碱性复红乙醇饱和液。

使用前,将甲液 9 份、乙液 1 份混合后过夜,次日过滤后使用,3 天内使用效果最佳。此液不能长期保存。

3. 芽孢染色液的配制

(1) 苯酚复红:取碱性复红 4 g,溶于 95％乙醇 100 mL 中配成碱性复红乙醇饱和液。取此饱和液 10 mL 与 50 g/L 苯酚水溶液 90 mL 混匀即成。

(2) 碱性美蓝液:取美蓝 2 g,溶于 95％乙醇 100 mL 中配成美蓝乙醇饱和液。取此饱和液 30 mL 与 0.01％KOH 水溶液 100 mL 均匀混合即成。

实验九　细菌分布的测定

细菌是我们用肉眼不能直接看到的微生物,似乎离我们很遥远,但是,如果我们能仔细地观察身边的事物,细菌又与我们的生活密切相关。为验证细菌和真菌的分布状况,特进行以下实验。

空气中细菌的分布

由于空气中缺少适宜细菌生长的营养物质,以及紫外线和干燥等原因,绝大部分细菌在空气中不能长期存活,只有抵抗力较强的细菌才能在空气中存活较长时间。

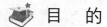 **目　的**

(1) 了解微生物在空气中的分布。
(2) 熟悉无菌操作技术。

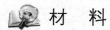 **材　料**

普通琼脂无菌平皿、细菌培养箱。

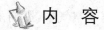 **内　容**

一、方法

自然沉降法。根据现场的大小,选择有代表性的位置设采样点,离地高度为 1.2～1.5 m。一般在室内四角及中央各放平皿一块,同一时间打开皿盖,暴露于空气中 5～20 min,盖上皿盖。在其底部注明标本采集地点和时间,尽快将其放入 37 ℃细菌培养箱中培养 18～24 h 后,取出观察培养基上的菌落数量及其特征。

二、结果

1. 细菌菌落数计数
计数 5 个平皿菌落的平均数,结果以 cfu/皿表示,见表 9.1。

表 9.1　空气中细菌分布的实验结果

检查材料	菌落个数(cfu/皿)	菌落特征	可疑菌落特征
空气			

2. 细菌菌落性状观察

观察平皿培养基表面菌落种类、大小、颜色差异以及可疑菌落特征等(图 9.1)。

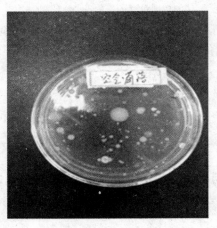

图 9.1　空气中的细菌分布
(见 213 页彩图)

 注意事项

(1) 平皿直径不宜小于 9 cm。

(2) 选择采样点时应尽量避开空调、门窗等气流变化较大之处,采样期间禁止人员走动。整个过程应注意无菌操作。

(3) 采样中打开平皿时,可将皿盖扣置于皿底之下,切忌皿盖向上暴露于空气中,影响采样结果。采样结束时,应按开启皿盖的顺序盖上皿盖。

 思考题

(1) 计数不同地点空气中细菌菌落数,并描述其特征。

(2) 结合实验结果,谈谈如何在实验中避免微生物的污染。

知识拓展

(1) 空气中细菌污染指标:测定 1 m³ 空气中细菌总数和链球菌数作为细菌污染空气的指标。

(2) 每立方米空气中所含细菌数:奥梅梁斯基认为 100 mm² 琼脂面积上 5 min 所降落的菌落数,相当于 10 L 空气中所含细菌数,因此,可用下列公式计算出每立方米空气中所含的细菌数(此方法虽不甚合理,但目前在某些国家标准中仍在应用):

$$每立方米菌落数(cfu/m^3)=\frac{1\,000}{\left[\left(\dfrac{A}{100}\right)\times t\times\left(\dfrac{10}{5}\right)\right]}\times N=\frac{50\,000\,N}{At}$$

式中,A 为所用平皿面积(cm^2);t 为暴露于空气中的时间(min);N 为培养后,平皿上菌落数。

水中细菌总数的测定

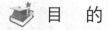 **目　的**

(1) 了解水样的采取方法和水样细菌总数测定的方法。
(2) 了解水源水的平皿菌落计数的原则。

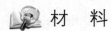 **材　料**

(1) 培养基:牛肉膏蛋白胨琼脂培养基、无菌水。
(2) 其他:灭菌三角烧瓶、灭菌的带玻璃塞瓶、灭菌培养皿、灭菌吸管、灭菌试管等。

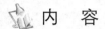 **内　容**

一、方法

(一) 水样的采取

自来水:先将自来水龙头用火焰烧灼 3 min 灭菌,再拧开水龙头流水 5 min,以排除管道内积存的死水,随后用已灭菌的三角瓶接取水样,以供检测。

池水、河水或湖水:应取距水面 10~15 cm 的深层水样,先将灭菌的玻璃塞瓶瓶口向下浸入水中,然后翻转过来,除去玻璃塞,水即流入瓶中,盛满后,将瓶塞盖好,再从水中取出,最好立即检查,否则需放入冰箱中保存。

(二) 细菌总数测定

1. 自来水中细菌总数测定
用灭菌吸管吸取 0.5 mL 水样,注入一块灭菌培养皿中,并以同样的方法加做一块重复。然后,每块平板分别倾注约 15 mL 已熔化并冷却到 45 ℃左右的牛肉膏蛋白胨琼脂培养基,并立即在桌上做平面旋摇,使水样与培养基充分混匀。另取一空的灭菌培养皿,倾注牛肉膏蛋白胨琼脂培养基 15 mL 做空白对照。培养基凝固后,置于 37 ℃ 温箱中培养 24 h,进行菌落计数。两个平板的平均菌落数即为 1 mL 水样的细菌总数。

2. 池水、河水或湖水等水中细菌总数测定
(1) 倍比稀释水样:取 4 个灭菌空试管,分别加入 9 mL 灭菌水。取 1 mL 水样注入第 1 管 9 mL 灭菌水内、摇匀,再自第 1 管取 1 mL 至下一管灭菌水内,如此稀释到第 3 管,从第 3 管中取 1 mL 弃掉,第 4 管做对照管,则前 3 管稀释度分别为 10^{-1}、10^{-2} 与 10^{-3}。一般稀释倍数根据水样污浊程度而定,以培养后平板的菌落数在 30～300 个之间的稀释度最为合适,若 3 个稀释度的菌数均多到无法计数或少到无法计数,则需继续稀释或减小稀释倍数(表 9.2)。一般中等污秽水样:取 10^{-1}、10^{-2} 和 10^{-3} 3 个连续稀释度,污秽严重的取 10^{-2}、10^{-3} 和 10^{-4} 3 个连续稀释度。

(2) 自最后 3 个稀释度的试管中各取 1 mL 稀释水加入空的灭菌培养皿中,每一稀释度做两个培养皿。

(3) 各倾注 15 mL 已熔化并冷却至 45 ℃左右的生肉膏蛋白胨琼脂培养基,立即放在桌上摇匀。

(4) 凝固后置于 37 ℃培养箱中培养 24 h。

表 9.2　水样倍比稀释示意表

	试验管(每管 9 mL)			
	1 号管	2 号管	3 号管	对照管
无菌水	9 mL	9 mL	9 mL	9 mL
水样	1 mL	1 mL	1 mL	—
水样稀释度	10^{-1}	10^{-2}	10^{-3}	—

二、结果

菌落计数方法如下:

(1) 先计算相同稀释度的平均菌落数。若某一个平板有较大片状菌苔生长,则不应采用,而应以无片状菌苔生长的平板的菌落数计算该稀释度的平均菌落数。若片状菌苔的大小不到平板的一半,而其余一半的菌落分布又较均匀,则可将无片状菌苔的半个平皿中的菌落数乘以 2 代表全平板的菌落数,然后再计算该稀释度的平均菌落数。

(2) 首先选择平均菌落数在 30～300 之间的,当只有一个稀释度的平均菌落数在此范围时,则以该平均菌落数乘以其稀释倍数为该水样的细菌总数(见表 9.3 中例次 1)。

(3) 若有两个稀释度的平均菌落数在 30～300 之间,则按两者菌落总数的比值来决定。若其比值小于 2,应采取两者的平均数;若大于 2,则取其中较小的菌落总数(见表 9.3 中例次 2、例次 3)。

(4) 若所有稀释度的平均菌落数均大于 300,则应将稀释度最高的平均菌落数乘以稀释倍数取值(见表 9.3 中例次 4)。

(5) 若所有稀释度的平均菌落数均小于 30,则应将稀释度最低的平均菌落数乘以稀释倍数取值(见表 9.3 中例次 5)。

(6) 若所有稀释度的平均菌落数均不在 30～300 之间,则以最接近 300 或 30 的平均菌落数乘以稀释倍数取值(见表 9.3 中例次 6)。

表 9.3　计算菌落数总数方法举例

| 例次 | 不同稀释的平均菌落数 | | | 两个稀释度菌落数之比 | 菌落总数(个/mL) | 报告方式 |
	10^{-1}	10^{-2}	10^{-3}			
1	1 365	164	20	—	16 400 或 1.6×10^4	16 000 或 1.6×10^4
2	2 760	295	46	1.6	37 750 或 3.8×10^4	38 000 或 3.8×10^4
3	2 890	271	60	2.2	27 100 或 2.7×10^4	27 000 或 2.7×10^4
4	无法计数	1 650	513	—	513 000 或 5.1×10^5	510 000 或 5.1×10^5
5	27	11	5	—	270 或 2.7×10^2	270 或 2.7×10^2
6	无法计数	305	12	—	30 500 或 3.1×10^4	31 000 或 3.1×10^4
7	150	30	8	2.0	15 00 或 1.5×10^3	15 00 或 1.5×10^3
8	0	0	0		$<1 \times 10$	<10

根据实验结果,观察水样中细菌的菌落特征,并结合表 9.3 填写表 9.4、表 9.5。

表 9.4　自来水中菌落数及细菌总数

平　板	菌落数	1 mL 自来水中细菌总数
1		
2		

表 9.5　池水、河水或湖水等水样中细菌数统计

稀释度	10^{-1}		10^{-2}		10^{-3}	
平板	1	2	1	2	1	2
菌落数						
平均菌落数						
计算方法						
细菌总数/ mL						

 注意事项

(1) 在实验开始前,首先要将各稀释管、相应平皿做好标记,包括:水样名称、稀释度、时间、小组。

(2) 进行水样稀释时,更换吸管的顺序是:每支吸管吹打混匀本稀释度水样,并吸取 1 mL 水样注入下一支无菌试管后(最好不要插入无菌水中)即弃去;再用新的吸管在下一稀释度重复上述操作。

(3) 预先加热熔化的琼脂可放入 45 ℃水浴中保温。

(4) 倾入琼脂混匀,放置 30 min 冷却后,皿盖朝下,倒置放入培养箱中培养。

思考题

（1）利用本实验方法是否可测得水样中的全部细菌？

（2）本方法为什么主要是检测细菌菌落数，而不是真菌或酵母菌？

（3）菌落总数主要作为判定被检水样被污染程度的标志，以便对水质进行卫生学评价时提供依据。能否根据菌落数高低，判断被检样品致病性强弱？

 知识拓展

（1）因为病原微生物对人类生产和生活危害极大，检测饮用水中微生物污染具有极其重要的意义。但是目前普遍采用的检测方法大多还是基于培养技术，灵敏性有限，费时费力，且不能检测不可培养的活菌。基于分子生物学检测方法是一个主流方向，尽管还不能完全取代常规培养方法，但其可显著提高快速检测微生物的能力，尤其是对难培养的和未被培养的微生物进行检测的能力。

（2）在目前发展的分子生物学技术中，细胞培养/反转录酶链式反应（ICC/RT-PCR）方法能检测有侵染能力的病毒，ICC/RT-PCR结合了细胞培养和分子生物学方法的优点。NASBA中文注释技术是一项以RNA为模板的快速等温扩增技术，这项技术特别适用于对RNA分子的检测，是一种速度快、成本低并且实现了全自动检测的诊断系统，更重要的是，此高效灵敏的设备适用于资源有限的高感染区。DGGE中文注释技术基于16SrRNA序列，能区分即使只有一对碱基差异的序列，已成为研究微生物类群强有力的工具。FISH技术结合了分子生物学的精确性和显微镜的可视性信息，可以在自然环境中监测和鉴定不同的微生物个体。

细菌在口腔中的分布及数量的测定

口腔是全身寄居微生物密度最高、种类最多的部位之一。口腔微生物包括细菌、真菌和病毒，其中细菌为最主要的类型。目前口腔中已分离出的常住固有菌群数十种，细菌种类数为500～700种。口腔中细菌主要包括革兰阳性球菌的链球菌属、葡萄球菌属和微球菌属；革兰阴性球菌的韦永菌、奈瑟菌属；革兰阳性杆菌的乳杆菌属、放线菌属；革兰阴性杆菌的类杆菌属、梭状杆菌属、纤毛菌属等；革兰阴性兼性厌氧杆菌和嗜血菌属、放线杆菌属、嗜苯酚噬纤维菌属、埃氏腐蚀菌等。另外，口腔中微生物还包括螺旋体属、支原体、真菌、病毒、原虫等。

 目 的

（1）了解细菌在口腔中的分布。

（2）了解按面积测定细菌数量的方法。

 材 料

（1）培养基：血液琼脂平板培养基。

（2）器材：接种环、酒精灯、培养箱、记号笔、无菌棉签。

内　容

一、方法

1. 咳嗽法

取血琼脂培养基平板一个,打开皿盖,将培养基面置于口腔前约 10 cm 处,用力咳嗽数次(让飞沫落在培养基表面),然后盖上皿盖,注明被检查者姓名、实验日期等。置于 37 ℃培养箱培养 18～24 h 观察结果。

2. 拭子法

用无菌棉签涂取扁桃体两旁的分泌物,在血琼脂培养基平板表面涂布成线,然后改用接种环,做分区划线接种,置于 37 ℃培养箱培养 18～24 h 观察结果。

二、结果

按活菌数计数法测定细菌的数量及观察细菌的种类等,注意是否有溶血环,并分析其意义。

 ## 思考题

(1) 观察到的口腔微生物的菌落特征是怎样的?
(2) 口腔中通常存在哪些微生物?

知识拓展

口腔细菌单染色法步骤如下:

1. 涂片

在洁净无脂的载玻片中央滴一小滴无菌水,用无菌操作方法从菌种斜面挑取少量菌体与水滴充分混匀,涂成薄膜,涂布面积为 1～1.5 cm²。

2. 干燥

将涂片于室温中自然干燥。

3. 固定

手扶载玻片一端,使涂菌的一面向上,将载玻片通过微火 2～3 次。在火上固定时,用手摸涂片反面,以不烫手为宜。不能将载玻片在火上烤,否则细菌形态会被毁坏。

4. 染色

将涂片置于水平位置,滴加染色液覆盖于涂菌处,染色约 2 min。

5. 水洗

倾去染色液,斜置载玻片,用自来水的细水流由载玻片上端流下,不得直接冲在涂菌处,洗至从载玻片上流下的水中无染色液的颜色为止。

6. 干燥

自然晾干或用吸水纸轻轻地吸干,注意不要擦掉菌体。

7. 观察

待标本完全干燥后,先用低倍物镜和高倍物镜观察,将典型部位移至视野中央,再用油镜观察。

实验十　消毒与灭菌

细菌为单细胞生物,极易受外界物理和化学因素的影响。环境适宜时,细菌生长繁殖;若环境条件不适宜或剧烈变化时,细菌可发生代谢障碍,生长受到抑制,甚至死亡。消毒灭菌即是用物理或化学方法来抑制或杀死内外环境中的微生物,以防止微生物污染或病原微生物传播。其在医学生物科学、工农业生产和日常生活中有着广泛的应用。实际工作中应根据物品的种类、性质不同,选用不同的灭菌方法。

物理因素对细菌的影响

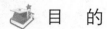 目　的

(1) 熟悉各种常用的物理消毒灭菌的方法。
(2) 掌握高压蒸汽灭菌法。

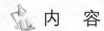 内　容

一、常用的湿热灭菌法

(一) 煮沸消毒法

1. 煮沸消毒器

煮沸消毒器是用金属做成的有盖长方形锅,锅内有一带孔的盘。如无这种专用的消毒器,用任何可以盛水加热的容器也可代替。

2. 用法

锅内加水,放入清洁后的欲消毒的物件,使之全部浸没在水中(如同时加入 2% 的碳酸氢钠,可以防止金属器械生锈),加盖,置炉具上加热煮沸,维持 10~15 min。本法只能杀死病原微生物,而对其他微生物或芽孢效果不好。此法适用于注射器、注射针头等器皿。此法的缺点是灭菌效果差,必要时应加入抑菌剂。

(二) 流通蒸汽灭菌法

1. 阿诺锅

本容器为一个双层金属筒,两筒间隔处填满隔热材料,上面有一个圆锥形的盖,盖中央有一个小孔,以便多余的蒸汽外溢,锅底装有放水龙头,侧面的连通管用来观察锅内的水位,锅内水

平面上有一个多孔的隔板,用来放置将要消毒的物品。本容器如同蒸笼。

2. 用法

向锅内加水至规定水位,放入将要消毒的物品,加热至沸腾,并维持 30 min,因为在普通大气压下,水蒸气温度不会超过 100 ℃,所以本法只能杀死细菌的繁殖体,而芽孢不一定被杀死。流通蒸汽法若要杀死芽孢必须实行间歇灭菌法,即每日 1 次,每次 30 min,连续 3 次。本法用于不耐热的糖类、马铃薯、牛奶等培养基,1~2 mL 的安瓿剂,口服液或不耐热制剂的灭菌。此法的缺点是不能保证杀灭所有的芽孢。

(三)高压蒸汽灭菌法

采用高压蒸汽灭菌器进行灭菌的原理、方法及注意事项见实验二中的"高压蒸汽灭菌锅"部分。

(四)巴氏消毒法

用较低温度杀灭液体中的病原菌或特定微生物,以保持物品中所需的不耐热成分不被破坏的消毒方法。此法由巴斯德创建,用于酒类及牛乳的消毒,即可杀灭食品中的病原微生物,又可最大限度地保留食品的营养成分。方法有两种:一种是加热至 61.1~62.8 ℃ 30 min;另一种是经 71.7 ℃ 15~30 s。现广泛采用后一种方法。

二、干热灭菌法(干烤法)

1. 电热干烤箱

干烤箱是由双层铁板制成的长方形金属箱,外壁内面充以石棉等隔热材料,箱顶有孔,供放置温度计和空气流通之用。箱底有加热用的电炉,另有鼓风机可加速箱内冷热空气的对流,使箱内温度在短时间内即可达到一致。箱旁侧有控制系统,用来调节和控制箱内的温度。箱内有金属隔板,供放置灭菌物品使用。

2. 用法

将待灭菌物品清洁、包装好后,放入干烤箱内隔板上,关门,打开通气孔,通电加热,使箱内温度升高至 160~170 ℃并保持 2 h,即可达到灭菌的目的。在有棉塞和包装纸的情况下,温度最高不得超过 180 ℃,否则,棉花和包装纸将会被烤焦,甚至燃烧!灭菌结束后,关闭电源以停止加热,待箱内温度降至 60 ℃以下后,方可开门取物,避免玻璃门和箱内的玻璃器皿因骤冷而发生破裂。

3. 注意事项

一般耐高温物品及干燥物品可以用此法进行灭菌,如玻璃、陶瓷器皿。非挥发性油类(如液状石蜡、凡士林等)也可用此法进行灭菌。橡胶制品、塑料制品、刀、剪、镊等金属制品不宜用此法灭菌,以避免发生老化、变形、退火等现象。

三、机械过滤除菌法

1. 原理

滤过除菌是利用机械作用除去液体中细菌的方法。用于除菌的器具叫除菌滤器,有的用滤板过滤,如蔡氏滤器、玻璃滤器等;有的用滤膜除菌。现在较多采用滤膜除菌,滤膜允许通过的

最大直径有 $0.45~\mu m$、$0.2~\mu m$ 和 $0.1~\mu m$ 等规格。滤器种类较多,一般分为正压滤器和负压滤器两种,正压滤器的原理是在滤膜的上方施加压力,使液体通过滤膜,除去细菌,如常用的针头滤器;另一种是负压滤器,是在滤膜下方抽出空气,造成负压,使滤膜上方液体在负压作用下通过滤膜,除去细菌。

2. 方法

以针头滤器为例介绍滤过除菌的方法。取注射器一支,吸取一定量的大肠埃希菌的培养物,将已灭菌针头滤器的前端与注射器相连,推动注射器内筒使液体通过滤膜流入无菌的试管中,然后将滤液接种于肉汤培养基中,于 37 ℃孵育箱内培养 24 h,观察有无细菌生长,以判断滤过除菌的效果。

3. 注意事项

过滤时用力要均匀,不要过大,不要回抽注射器,以免滤膜破损,影响除菌的效果。此法只能除去液体中的细菌,而不能除去病毒,$0.45~\mu m$ 孔径的滤膜不能除去细菌 L 型、支原体、衣原体等病原体,应予以注意。

此法适用于某些不能用加热方法进行灭菌的液体除菌,如血清、药剂、酶制剂、细胞培养液等,也可从细菌的培养液中分离病毒和外毒素等可溶性物质。

四、紫外线杀菌法

1. 原理

紫外线是日光中主要的杀菌因素之一。波长为 $200\sim300$ nm 的紫外线均具有杀菌作用,其中波长为 $265\sim266$ nm 的紫外线最易被细菌核酸吸收,从而改变细菌的生物学活性,导致细菌变性、死亡。有人认为紫外线照射细菌可使其 DNA 中的相邻两个胸腺嘧啶形成二聚体,干扰了 DNA 的复制,从而发挥杀菌作用。医学上常用特制的紫外线灯进行空气、物品表面的消毒。

2. 材料

大肠埃希菌营养琼脂培养物、营养琼脂平板、接种环、酒精灯、医用紫外灯。

3. 方法

用灭菌接种环挑取大肠埃希菌培养物,在无菌的普通琼脂平板上做连续密集划线,使细菌均匀密集地涂布于平板的表面。在医用紫外线灯下,开启平皿盖的一半,距离紫外线灯管 1 m 以内,接受紫外线照射 30 min,盖好平皿盖,置于 37 ℃孵育箱培养 24 h 后观察结果。

4. 注意事项

由于紫外线的穿透力较弱,所以进行消毒时要注意以下几点:

(1) 紫外线光源与被消毒物体之间不能有任何的阻隔,甚至是玻璃、纸张也会阻挡紫外线。

(2) 紫外线光源与被消毒物品之间的距离应在 1 m 以内。

(3) 消毒的时间要足够。

(4) 由于紫外线也可以破坏人体细胞的 DNA,所以实验者不能长时间暴露于紫外光源下,避免皮肤和黏膜损伤。

 思考题

(1) 各种物理灭菌方法的原理和特点是什么?

(2) 各种物理灭菌方法的适用范围是什么?

（3）常用物品的最佳灭菌方法是什么？

（4）观察、记录滤过除菌和紫外线杀菌的结果，分析它们的特点、适用范围和注意事项等。

化学因素对细菌的影响

目　的

（1）了解常用化学消毒剂的杀菌或抑菌的原理。

（2）了解常用化学消毒剂的抑菌谱、适用范围及配伍禁忌。

（3）了解常用化学消毒剂的使用浓度及使用方法。

原　理

化学消毒剂的种类繁多，杀菌及抑菌机理各异，概括起来有以下几个方面的因素：

（1）使菌体蛋白质变性和沉淀。

（2）影响细菌酶的活性。

（3）改变细菌的表面张力，破坏细胞壁或改变细胞膜的通透性，使细菌溶解或被破坏等。

内　容

一、几种常用化学消毒剂的杀菌或抑菌能力试验

1. 材料

（1）葡萄球菌液体培养物或斜面培养物 1 支，普通琼脂无菌平皿培养基 1 块。

（2）各种化学消毒剂：2.5%碘酒、2%红汞、1%龙胆紫（甲紫）、0.1%新洁尔灭。

（3）其他：直径为 6 mm 的滤纸片、眼科镊、酒精灯、接种环、95%乙醇、尺子等。

2. 方法

（1）用灭菌接种环挑取一定量的葡萄球菌培养物，在普通无菌琼脂培养基表面做连续密集划线，使细菌均匀涂布培养基表面，注意接种环角度和力度，切勿划破琼脂。

（2）用眼科镊蘸 95%的乙醇灭菌后，夹取无菌小滤纸片，分别在各种化学消毒剂的液体中浸湿，取出时将纸片上多余的消毒液滴去，然后贴放在涂有细菌的平板培养基的表面。各纸片间的距离及距平板边缘的距离基本一致（图 10.1）。在平板的底部外面注明各种消毒剂的名称。

（3）将平皿放入 37 ℃温箱内孵育 24 h，观察各消毒剂纸片的周围有无抑菌圈，并比较各种消毒剂抑菌圈的大小。

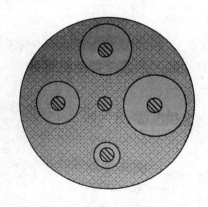

图 10.1　消毒液纸片抑菌试验

二、化学消毒剂对体表细菌的抑制作用

1. 材料

普通无菌琼脂培养基、无菌生理盐水、2.5％碘酒、75％的乙醇、无菌棉签等。

2. 方法

（1）用无菌的棉签蘸取无菌生理盐水擦拭手指皮肤，然后在普通琼脂平板培养基上进行均匀密集涂布。

（2）用2.5％碘酒、75％的乙醇消毒皮肤后，再用无菌棉签蘸取无菌生理盐水擦拭皮肤后，在另一个普通琼脂平板培养上进行均匀密集涂布。

（3）将上述两块平板标记后置于37℃孵育18～24 h，取出后观察两块平板的菌落数并进行比较。

 思考题

（1）影响化学消毒剂杀/抑菌效果的因素有哪些？

（2）不同化学消毒剂的适用范围分别是什么？

（3）使用化学消毒剂时的配伍禁忌有哪些？

（4）记录各种消毒剂对葡萄球菌的抑制作用，比较强弱并说明其原因。

（5）记录皮肤消毒前后细菌数量的变化。

生物因素对细菌的影响——抗菌药物敏感试验

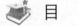 **目　的**

掌握标准纸片扩散法（K-B法）的原理、方法、结果判断与意义。

 材　料

（1）菌种：金黄色葡萄球菌标准菌株ATCC（美国标准生物品收藏中心）25923株、大肠埃希菌标准菌株ATCC 25922株18～24 h斜面培养物。

（2）培养基：MH（水解酪蛋白）琼脂无菌平皿培养基。

（3）试剂：标准药敏纸片庆大霉素（GEN）、青霉素（PEN）、红霉素（ERY）、环丙沙星（CIP）、先锋Ⅴ。

（4）其他：95％乙醇、小镊子、毫米尺、接种环等。

 内　容

一、原理

商品化药敏纸片是一种含有一定浓度抗菌药物的滤纸片，滤纸片一旦与培养基接触后即可

吸收培养基中的水分,从而使抗菌药物向琼脂四周均匀扩散,形成了随离滤纸片的距离加大琼脂中抗菌药物浓度逐渐减少的浓度梯度。当培养基上的细菌与这些药物作用后可表现出自身特异的敏感性(在纸片周围无细菌生长且形成宽厚的透明抑菌圈)或抗药性(在纸片周围有细菌生长或抑菌圈很小),根据抑菌圈直径的大小可以反映待检菌对测定药物的敏感程度。抗菌药物纸片周围抑菌圈愈大,说明该菌对此药物越敏感。

二、方法

用灭菌接种环挑取金黄色葡萄球菌 ATCC 25923 或大肠埃希菌 ATCC 25922 斜面培养物上的菌苔,用连续密集划线法将细菌培养物均匀涂满整个无菌琼脂培养基表面(图 10.2)。在酒精灯火焰旁进行无菌操作,用小镊子夹取不同种类抗菌药物的药敏纸片并贴在琼脂培养基表面,贴布纸片后应用镊子尖部轻压一下以免平板倒置培养时纸片脱落。各纸片间中心距离应≥24 mm,纸片距平皿内缘应≥15 mm。每取一种滤纸片前,均须先烧灼灭菌镊子,并待稍冷后再取。贴布好纸片的平板置于 37 ℃温箱培养 18～24 h 后观察细菌对药物的敏感程度,并判断细菌对各种抗菌药物的敏感性。

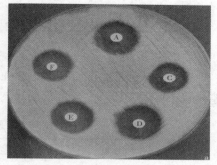

图 10.2 抗菌药物敏感试验示意图
(见 213 页彩图)

三、结果

1. 结果判断

用毫米刻度尺测量抗菌药物抑菌圈直径的大小,参照表 10.3 的判断标准,按照抗药(R)、中介(I)、敏感(S)报告或定性,比较各种药物之间的敏感程度。

表 10.3 纸片法药物敏感试验纸片含药量和结果判断

药物名称	含药量/片	抑菌圈直径(mm)		
		抗药(R)	中介(I)	敏感(S)
AMK	30 μg	≤14	15～16	≥17
CLI	2 μg	≤14	15～20	≥21
GEN	10 μg	≤12	13～14	≥15
OXA	1 μg	≤10	11～12	≥13
PEN	10 U	≤28	—	≥29
AMS	10/10 μg	≤11	12～14	≥15
AMP	10 μg	≤13	14～16	≥17
PIP	100 μg	≤17	—	≥18
FZN	30 μg	≤14	15～17	≥18
CAZ	30 μg	≤14	15～17	≥18

续表

药物名称	含药量/片	抑菌圈直径(mm)		
		抗药(R)	中介(I)	敏感(S)
CIP	5 μg	≤15	16～20	≥21
ATM	30 μg	≤15	16～21	≥22
FRX	30 μg	≤14	15～17	≥18
IMP	10 μg	≤13	14～15	≥16
VAN	30 μg	—	—	≥15
SXT	1.25/23.75 μg	≤10	11～15	≥16

2. 质量控制

标准菌株的抑菌圈直径大小应在表10.4所示的预期值范围内,如果超过该范围,应视为失控,须及时寻找原因,重新进行试验。

表 10.4　质控标准菌株的抑菌圈预期值范围

药物名称	含药量/片	抑菌圈直径(mm)		
		大肠埃希菌 ATCC 25922	金黄色葡萄球 ATCC 25923	绿脓杆菌 ATCC 27853
AMK	30 μg	19～26	20～26	18～26
CLI	2 μg	—	24～30	—
GEN	10 μg	19～26	19～27	16～21
OXA	1 μg		18～24	
PEN	10 U	—	26～37	—
AMS	10/10 μg	20～24	29～37	
AMP	10 μg	16～22	27～35	
PIP	100 μg	24～30	—	25～33
FZN	30 μg	29～35	23～29	—
CAZ	300 μg	16～20	25～32	22～29
CIP	5 μg	30～40	22～30	25～33
ATM	30 μg	—	28～36	23～29
FRX	30 μg	20～26	27～35	—
IMP	10 μg	26～32		20～28
VAN	30 μg		17～21	—
SXT	1.25/23.75 μg	24～32	24～32	

3. 实验结论

描述金黄色葡萄球菌和大肠埃希菌对5种药物的敏感性。

思考题

(1) 标准纸片扩散法试验操作时,应注意哪些方面?

(2) 结合你所做的药敏实验结果谈谈如何指导临床用药。

 附 录

一、影响因素

1. 培养基

应根据试验菌的营养需要进行配制,常用 MH 琼脂培养基。倾注平板时,厚度合适(5～6 mm),不可太薄,一般用直径为 90 mm 的培养皿,倾注培养基 18～20 mL 为宜。培养基内应尽量避免含有抗菌药物的拮抗物质,如钙、镁离子能减低氨基糖苷类的抗菌活性,胸腺嘧啶核苷和对氨苯甲酸(PABA)能拮抗磺胺药和 TMP 的活性。

2. 细菌接种量及活力

细菌接种量应恒定,如接种量太多可使抑菌圈变小,而产酶的菌株更可破坏药物的抗菌活性。药敏试验接种的细菌应选用对数生长期细菌为宜,以保证细菌的活力。

3. 药物浓度

药物的浓度和总量直接影响抑菌试验的结果,需精确配制。

4. 培养时间

一般培养温度和时间为 37 ℃、12～24 h,有些抗菌药扩散慢如多黏菌素 B,可将已放好抗菌药物的平板培养基,先置于 4 ℃冰箱内 2～4 h,使抗菌药物预扩散,然后再放于 37 ℃温箱中培养,可以推迟细菌的生长,而得到较大的抑菌圈。

二、药敏纸片的中英文对照

阿米卡星(AMK)、克林霉素(CLI)、庆大霉素(GEN)、苯唑西林(OXA)、青霉素(PEN)、氨苄西林/舒巴坦(AMS)、氨苄西林(AMP)、哌拉西林(PIP)、复方新诺明(SXT)、头孢唑啉(FZN)、头孢他啶(CAZ)、环丙沙星(CIP)、氨曲南(ATM)、头孢呋辛(FRX)、亚胺培南(IMP)、万古霉素(VAN)。

生物因素对细菌的影响——噬菌体对细菌的裂解作用

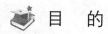 **目 的**

了解细菌噬菌斑的培养、噬菌体的溶菌现象与溶菌特异性。

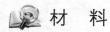 **材 料**

(1) 培养基:牛肉膏蛋白胨培养液、1%琼脂牛肉膏培养基、牛肉膏蛋白胨琼脂斜面。

（2）器材：灭菌培养皿、灭菌吸管。

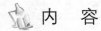 内　容

一、原理

噬菌体是寄生在细菌、放线菌体内的病毒，其专一性很强，如大肠埃希菌的噬菌体，只能裂解大肠埃希菌，链霉菌的噬菌体只能裂解链霉菌。噬菌体很小，已超出一般光学显微镜的辨析范围，但通过噬菌体裂解寄主细菌或放线菌这个特点，可使液体培养物的菌液由浊变清，或使含菌的固体培养基上出现透明空斑（噬菌斑）等，均可证明有噬菌体的存在。

二、方法

（1）取牛肉膏蛋白胨培养液及牛肉膏琼脂斜面一支，接种大肠埃希菌，于 28～30 ℃孵育箱培养，培养时注意菌液生长的混浊程度。

（2）将含噬菌体的大肠埃希菌接种入上述培养 8 h 的大肠埃希菌培养液中，于 28～30 ℃振荡培养。由于大肠埃希菌被噬菌体裂解，菌液的混浊度逐渐下降，这时噬菌体的数目不断增加，用此作为噬菌体悬浮液。

（3）将在牛肉膏琼脂斜面上培养 8 h 的大肠埃希菌加 4～5 mL 的无菌水，制成细菌悬浮液。

（4）将已熔化并冷至 45～50 ℃的牛肉膏蛋白胨琼脂培养基 10 mL 倒入已灭菌的培养皿中，静置待凝固。取含 1%琼脂的牛肉膏培养基 3～4 mL，熔化后置于 45 ℃水浴保温，另外取大肠埃希菌菌液 0.5 mL 及含有噬菌体的大肠埃希菌悬浮液 0.2 mL 与保温未凝固的培养基充分混匀，然后立即倒入已凝固的培养基上作为上层（这种方法称为双层培养），待上层凝固后放在 28～30 ℃的环境中培养 24 h 观察结果。注意平板有无噬菌斑出现，并注意观察其形态。

三、结果

在培养基中有大肠杆菌生长，但其中可见圆形透明的空斑，即该处的大肠杆菌被噬菌体裂解所致。

实验十一　细菌变异的观察

　　细菌的变异分为表型变异(非遗传性变异)和基因型变异(遗传性变异),表型变异是指细菌遗传物质结构并未改变,只是受外界因素影响导致大多数个体随着环境的改变而出现变化,这些变化是可逆的,不能稳定传给后代;基因型变异是指细菌遗传性物质结构发生改变,细菌形成新的变种或亚型,导致新的变化出现,且变化稳定传给后代。细菌的变异主要有形态变异、结构变异、菌落变异、抗原变异、毒力变异、耐药性变异等。观察细菌的各种变异情况有助于掌握细菌常见的变异类型,熟悉导致细菌变异的机制,便于实验研究和临床诊断。

细菌的鞭毛变异现象

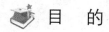 **目　的**

(1) 掌握细菌的鞭毛变异现象。
(2) 熟悉鞭毛变异的机制。
(3) 了解鞭毛变异的诱导方法。

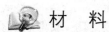 **材　料**

(1) 过夜生长的变形杆菌普通琼脂斜面培养物 1 支。
(2) 普通的琼脂平板培养基和含有 0.1‰石炭酸的琼脂平板培养基各 1 块。
(3) 接种环、酒精灯、打火机、37 ℃孵育箱等。

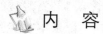 **内　容**

一、原理

　　细菌的鞭毛变异属于表型变异的一种,细菌鞭毛生长受理化因素的影响。原先适宜的细菌生长的培养条件发生改变,细菌鞭毛的生长即受到抑制,其形态结构出现变化,称为细菌的鞭毛变异;将已发生鞭毛变异的细菌重新置于适宜的培养条件下,其鞭毛的生长又可以恢复,形态结构又可恢复到正常。细菌的鞭毛变异现象可以通过人为改变培养条件来实现,通常以变形杆菌在不同培养条件下迁徙生长现象变化的实验进行证实。具有鞭毛的变形杆菌在体外培养有迁徙生长现象的特性,即细菌在适宜的普通琼脂平板过夜生长时通常不形成单个菌落,而是向周围蔓延呈膜状生长(图 11.1)。当细菌在含有一定量的抑菌剂(如 0.1‰石炭酸或 0.5%胆盐)

的非适宜培养基培养生长时,其鞭毛的形成通常受到抑制,细菌运动功能减弱,不会产生迁徙生长现象,只在接种的部位形成菌落(图 11.2)。根据变形杆菌在不同培养条件下的迁徙生长现象的变化情况很容易判断出变形杆菌是否发生鞭毛变异。当失去鞭毛的变形杆菌重新接种到适宜的普通琼脂平板上培养生长时,则可重新获得鞭毛,重新出现细菌的迁徙生长,说明这种鞭毛变异属表型变异,具有可恢复性。

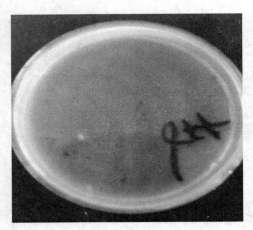

图 11.1 变形杆菌在普通琼脂平板上的
迁徙生长现象

(见 213 页彩图)

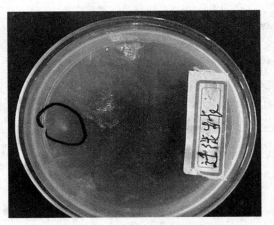

图 11.2 变形杆菌在 0.1%石炭酸的琼脂平板上
迁徙生长消失

(见 214 页彩图)

二、方法

(1) 用灭菌的接种环蘸取少量过夜生长于普通琼脂斜面的变形杆菌后,分别点种于普通的琼脂平板培养基和含有 0.1%石炭酸的琼脂平板培养基的边缘局部位置上。

(2) 将两块已经接种好细菌的平板做好标记,倒置于 37 ℃温箱内孵育 24 h,取出后观察两块平板上变形杆菌的生长现象的差异,分析变形杆菌的鞭毛变异。

三、结果

经过夜培养后普通琼脂平板培养基上的变形杆菌呈波纹状迁徙生长,含 0.1%石炭酸的琼脂平板上只在点种的局部生长,形成局部菌苔,说明变形杆菌鞭毛发生变异。记录本次实验的结果,并绘图表示,说明出现实验结果的原因。

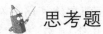 **注意事项**

(1) 菌种应选用合适的生长时期。
(2) 培养基中的琼脂浓度和石炭酸的浓度将影响本次实验的结果。
(3) 病原微生物接种和结果观察时要注意病原生物实验的安全要求。

思考题

(1) 将在含 0.1%石炭酸平板上的变形杆菌重新接种在无石炭酸的普通琼脂平板培养基上

过夜培养,其生长现象会如何? 为什么?

(2) 变形杆菌在下列几种培养基过夜培养时,哪几种培养基上能出现迁徙生长现象? 哪几种不能出现迁徙生长现象? 为什么?

① 普通无菌琼脂平板;② 无菌血琼脂平板;③ 0.1‰石炭酸无菌琼脂平板;④ 无菌麦康凯琼脂平板;⑤ 无菌 SS 琼脂平板。

(3) 试分析一下变形杆菌在石炭酸无菌琼脂平板上不出现迁徙生长现象的原因。

细菌的 L 型变异

目 的

(1) 熟悉细菌 L 型的菌体形态。
(2) 了解细菌 L 型的菌落特征。
(3) 了解细菌 L 型的体外人工诱导方法。

材 料

(1) 菌种:金黄色葡萄球菌肉汤培养物。
(2) 培养基:L 型琼脂平板培养基。
(3) 试剂:新型青霉素 Ⅱ 药敏纸片(40 μg/片)、革兰染色液 1 套、细胞壁染色液 1 套。
(4) 其他:无菌 L 形玻璃棒、接种环、药敏实验专用小镊子、无菌吸管、玻片、37 ℃温箱、生物显微镜等。

内 容

一、原理

细菌在体内外多种理化因素(如抗菌药物、溶菌酶、胆汁、补体、抗体、亚硝酸盐、紫外线等)作用下,失去细胞壁成分而继续存活,变成细胞壁缺陷型细菌称为细菌的 L 型。细菌变成 L 型后可导致菌体形态、结构、染色性、培养性、抗原性、生化反应、致病性及菌落等多种性状发生改变,这种变异称为细菌的 L 型变异。在形态、结构上变异主要表现形态的多样性,有圆球体、丝状体、原生小体等形态。染色性变异表现为革兰阳性变成革兰阴性。培养性变异表现为在等渗透压培养基中不能生存,必须在高渗透压低琼脂含血清培养基中才能生长。抗原性、生化反应、致病性变异主要表现为相应性状减弱或消失。菌落变异表现为细菌性菌落(光滑型、黏液型、粗糙型)变成 L 型细菌菌落(油煎蛋型、丝状型、颗粒型)。细菌 L 型变异可以是遗传性变异也可以是表型变异,去除诱发因素后,有些 L 型可恢复为原菌,有些则不能恢复。细菌 L 型变异最常用的人工诱导剂是溶菌酶和青霉素。细菌在体外经人工诱导剂诱导后变成 L 型菌落,需要在高渗透压 L 型琼脂培养基上才能生长,表现出与原细菌不同的形态结构及菌落特性。

二、方法

(1) 取无菌 L 型琼脂平板 1 块(L 型琼脂平板制备见附录),用无菌吸管吸取金黄色葡萄球菌肉汤培养物一滴,点加于培养基的表面。

(2) 用无菌的 L 形玻璃棒将金黄色葡萄球菌的菌液均匀地涂布于培养基表面。

(3) 用灭菌的小镊子夹取新型青霉素 Ⅱ 纸片 1 片,贴布于培养基的表面,操作方法同药敏纸片的贴布,详见抗菌药物敏感性试验。

(4) 贴好药敏纸片的培养基置于 37 ℃温箱孵育 1～2 天,每日观察抗生素纸片周围抑菌圈内有无细菌 L 型的生长。若有细菌生长用低倍镜观察细菌 L 型的菌落特点。

(5) 若发现细菌 L 型菌落,取菌落中心涂片,分别做革兰染色和细胞壁染色。油镜观察细菌 L 型的形态和染色性。

三、结果

细菌 L 型的菌落可有以下三种(图 11.3):

(1) L 型:细菌 L 型的典型菌落,呈油煎荷包蛋样,菌落中心致密、较厚、透光度低,周边较疏松,由透明颗粒组成,较宽。

(2) G 型:呈颗粒样,菌落无核心,由透明颗粒组成。

(3) F 型:呈丝状样,油煎荷包蛋样菌落周边有透明菌丝。

细菌 L 型的形态呈多形性,有丝状、圆球体、巨球体等。染色性可由革兰阳性变成革兰阴性。细胞壁染色发现细菌细胞壁有不同程度的缺陷、菌体浓染(图 11.4)。

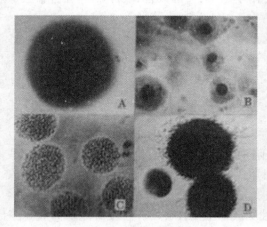

图 11.3 细菌 L 型菌落

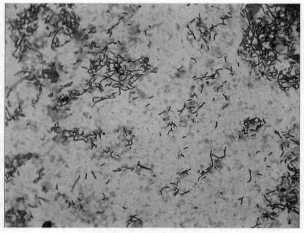

图 11.4 细菌 L 型形态
(见 214 页彩图)

(1) 记录金黄色葡萄球菌 L 型的诱导方法。

(2) 观察并记录金黄色葡萄球菌 L 型菌落特点。

(3) 观察并绘制金黄色葡萄球菌 L 型的镜下形态和细胞壁染色结果。

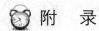 **注意事项**

（1）菌种应选用合适的生长时期。
（2）无菌的高渗培养基渗透压配制效果。
（3）药敏纸片的浓度及有效期。
（4）药敏纸片贴布的实验技能。
（5）细菌孵育时间应相应延长。
（6）细菌 L 型菌落和形态观察应仔细，注意非典型的菌落和形态。

思考题

（1）细菌产生 L 型变异的原因有哪些？
（2）细菌 L 型孵育菌落观察为何要延长时间？
（3）有一名临床被怀疑为败血症的患者，常规细菌培养始终为阴性，从细菌变异的角度，应考虑为何种问题？
（4）细菌变为 L 型后为何形态呈多样性？

 附　录

1. 细胞壁染色液
染色液：A 液，10％鞣酸溶液（称取 10 g 鞣酸加热溶于 100 mL 蒸馏水）；B 液，0.5％的结晶紫溶液（称取 0.5 g 结晶紫溶于 100 mL 95％乙醇中制成结晶紫溶液）。
2. 细菌 L 型培养基
（1）成分：牛肉浸出液 800 mL，蛋白胨 20 g，氯化钠 40 g，琼脂 8 g，无菌血浆 200 mL。
（2）配制方法：将血浆外的各种材料溶解后调节 pH 至 7.4，高压蒸汽灭菌（压力 103.43 kPa，15 min），冷却至 56 ℃，加入无菌血浆，混匀后以倾注法分装于无菌平皿中即可。

知识拓展

细菌细胞壁染色法步骤如下：
（1）细菌涂片，自然干燥，切勿火焰固定。
（2）滴加 A 液，染色 15 min，细水流冲洗。
（3）滴加 B 液，染色 3～5 min，细水流冲洗。
（4）吸水纸吸干水分，油镜镜下观察。

实验十二　细菌致病性作用的观察

　　细菌在宿主体内寄居、繁殖并引起疾病的能力称为细菌的致病性。能使宿主致病的细菌称为致病菌。细菌的致病性与其毒力、入侵机体的数量及其侵入部位有关。致病性的强弱取决于细菌毒力的大小。构成病原菌毒力的主要因素是侵袭力和毒素。侵袭力是指细菌突破机体的防御机能，在体内定居、繁殖及扩散、蔓延的能力。主要物质有细菌产生的侵袭性酶、荚膜及其他表面结构物质。毒素是细菌在生长繁殖中产生和释放的毒性物质，包括内毒素和外毒素两大类。

荚膜的致病作用

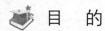 **目　的**

（1）掌握小白鼠腹腔接种的方法。
（2）熟悉细菌荚膜的致病作用。

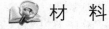 **材　料**

（1）实验对象：昆明种小白鼠。
（2）有荚膜及无荚膜的肺炎球菌肉汤培养物。
（3）试剂：2.5％碘酒、75％酒精、荚膜染液。
（4）器具：无菌注射器、镊子、棉签等。

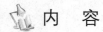 **内　容**

一、原理

　　具有荚膜的细菌可以抵抗吞噬细胞的吞噬和体内杀菌物质的作用，当荚膜存在时，细菌的致病力较强，若荚膜丧失，则其致病力减弱或消失。肺炎球菌中，有少数菌不产生荚膜，故无致病力，具有荚膜的肺炎球菌致病力强，小白鼠对肺炎球菌很敏感，故可用于肺炎球菌的毒力鉴定。

二、方法

（1）取小白鼠 2 只，腹腔注射有荚膜及无荚膜的肺炎球菌菌液各 0.1 mL。

（2）2 只小鼠分别标记,逐日观察发病情况。待濒临死亡时,及时解剖,心脏取血接种血平板做细菌培养。

（3）如发现动物死亡,则进行解剖,取腹腔渗出液及心血做涂片,革兰染色及荚膜染色后镜检。

三、结果

有荚膜的肺炎球菌,能使小白鼠在注射菌液后 12~36 h 濒临死亡;血培养可获得肺炎球菌纯培养物;荚膜染色镜检,可见有明显的荚膜。

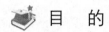 注意事项

（1）正确的抓取、固定实验动物,达到既能正确抓取固定实验动物又不会对动物造成损害的目的。

（2）注射器排空气泡时,在针头上插一小块脱脂棉,防止菌液飞溅污染空气和外环境。

透明质酸酶试验

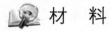 目　的

掌握细菌透明质酸酶的致病作用。

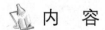 材　料

（1）实验对象:日本大耳白家兔。

（2）乙型溶血性链球菌 24 h 肉汤培养物滤液。

（3）试剂与器具:黑墨水、生理盐水及剪刀、无菌注射器、针头等。

内　容

一、原理

某些细菌如乙型溶血性链球菌,在生长过程中能产生透明质酸酶(又称扩散因子),这种酶可溶解机体结缔组织中的透明质酸,使组织疏松,通透性增高,从而有利于细菌在组织中扩散。

二、方法

（1）取家兔 1 只,将背部两侧兔毛剪去,用酒精棉球消毒皮肤。

（2）取溶血性链球菌 24 h 肉汤培养物的滤液 0.5 mL,置于试管内,加等量黑墨水混合。

（3）于家兔背部一侧皮内注射链球菌滤液与墨水混合液 0.1 mL,再与另一侧皮内注射盐水与墨水混合液 0.1 mL,互为对照。

三、结果

注射 1 h 后观察结果,比较两侧黑墨水在皮内扩散范围,若试验侧扩散圈直径较对照侧大 2 倍以上者为阳性,反之为阴性。

注意事项

注射时应注意避免混合液漏出使表皮着色,影响观察结果。

细菌外毒素毒性作用及抗毒素的保护作用

目　的

(1) 了解外毒素的性质和破伤风外毒素对动物的致病作用。
(2) 加深对抗毒素的被动免疫保护作用和免疫学应用的理解。
(3) 熟悉检测外毒素的动物实验方法。

材　料

(1) 实验对象:昆明种小白鼠。
(2) 毒素和抗毒素:1∶50 稀释的破伤风外毒素、破伤风抗毒素(200 U)。
(3) 试剂:2.5%碘酒、75%酒精。
(4) 器具:无菌注射器、棉签等。

内　容

一、原理

外毒素大多由革兰阳性菌产生,并在代谢过程中释放、扩散到周围组织中去。外毒素的毒性作用较强,各种细菌产生的外毒素对各种组织有不同的亲和力。破伤风梭菌产生的外毒素又称痉挛毒素,属神经毒素,进入机体后可选择性地作用于中枢神经系统,使脊髓前角细胞对运动神经元的抑制作用丧失(去阻遏作用),造成运动神经元过度兴奋,导致骨骼肌强直性痉挛而出现牙关紧闭、角弓反张、苦笑面容等典型症状,严重时因呼吸肌痉挛而窒息致死。外毒素大多为蛋白质,可经甲醛脱毒形成类毒素,失去毒性,保留抗原性。给机体注射类毒素可刺激机体产生抗毒素。对疑为破伤风患者紧急注射破伤风抗毒素可起到保护作用。

二、方法

(1) 取小白鼠 1 只,腹腔注射破伤风抗毒素 0.2 mL(200 U),经 30 min 后,于小白鼠右腿肌肉注射 1∶50 稀释的破伤风外毒素 0.2 mL。

（2）另取小白鼠 1 只，不注射抗毒素，同样给肌肉注射 1∶50 稀释的破伤风外毒素 0.2 mL。

（3）将两只小白鼠分别标记后，放入鼠笼内，逐日观察有无发病情况。

三、结果

注射抗毒素的小白鼠表现正常；未注射抗毒素的小白鼠出现尾部强直，注射毒素侧的下肢麻痹，全身肌肉抽搐、强直性痉挛、角弓反张，1～2 天内死亡。

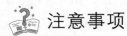 **注意事项**

梭状芽孢杆菌对外界抵抗力很强，实验要严格无菌操作。废弃的标本和污染物等均须经高压蒸汽灭菌或焚烧后方能弃掉。

 知识拓展

破伤风抗毒素用于预防和治疗破伤风。已出现破伤风或其可疑症状时，应在进行外科处理及其他疗法的同时，及时使用抗毒素治疗。开放性外伤（特别是创口深、污染严重者）有感染破伤风的危险时，应及时进行预防。凡已接受过破伤风类毒素免疫注射者，应在受伤后再注射一次类毒素加强免疫，不必注射抗毒素；未接受过类毒素免疫或免疫史不清者，须注射抗毒素预防，但也应同时开始类毒素预防注射，以获得持久免疫。

细菌内毒素的致病作用

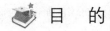 **目　的**

（1）掌握小白鼠尾静脉注射的方法。

（2）熟悉用动物实验的方法进行内毒素检测。

材　料

（1）实验对象：日本大耳白家兔、昆明种小白鼠。

（2）菌液：伤寒沙门菌菌液（经 100 ℃ 30 min 加热处理，稀释到 10^9 cfu/mL）。

（3）试剂：2.5％碘酒、75％酒精、凡士林、内毒素。

（4）器具：体温计、无菌注射器、剪刀、镊子、棉签等。

内　容

一、原理

内毒素是革兰阴性菌细胞壁的脂多糖成分，毒性较外毒素弱，具有热原性，可引起休克、弥散性血管内凝血等临床表现。

二、方法

1. 内毒素对血管的作用

（1）小白鼠尾静脉注射：静脉注射时，用小鼠尾静脉注射架固定，先根据动物大小选择好合适的固定架，并打开鼠筒盖，手提鼠尾巴，让动物的头对准鼠筒口并送入筒内，调节鼠筒长短后，露出尾巴，固定筒盖；尾静脉注射内毒素（LPS，10 mg/kg）。

（2）4 h 后颈椎脱位使小鼠死亡。解剖小鼠观察脏器病变情况。

（3）结果发现，小鼠肠系膜血管、肾上腺、肝与脾等脏器出现淤血及出血现象。

2. 内毒素致热作用

（1）先用体温计测试家兔体温：酒精消毒肛表，末端涂抹少量凡士林。将家兔轻轻抱起置于实验台上，将其头部用手臂夹牢于肘间，用一手提起尾巴，另一手从肛门插入体温计，插入动作要轻，避免动物挣扎而影响体温。经 3 min 后取出体温计，用干棉球擦去凡士林，记录结果。

（2）注射器吸取伤寒沙门菌菌液（0.5～1.0 mL）注入家兔耳静脉内。注射后 30 min 和60 min 分别测试体温。

（3）记录结果，体温较注射前升高者为阳性。

 思考题

（1）简要描述外毒素的致病性质及抗毒素的保护作用。

（2）简要描述内毒素的致病作用。

（3）如何理解内毒素、外毒素及抗毒素？

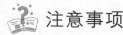 注意事项

尾静脉注射时应先从远心端注射，逐步向近心端注射，注射技术要求熟练、准确，注射完毕后拔出针头时，要注意用棉球压迫注射部位，防止溢出。

 知识拓展

（1）动物实验是生命科学研究中必须采用的研究手段，对生物医学、生物技术的发展起着非常重要的作用。但随着社会的发展，实验动物的福利即实验动物的伦理问题越来越引起人们的关注。科学研究过程中，应保证所有实验动物有丰富的饲料和清洁的饮用水供应，为实验动物提供足够的空间和舒适的温湿度环境。坚决避免没有科学目的的动物实验，做到尽可能减少动物实验，对必须进行的动物实验要有明确的规定和限制，将实验动物的痛苦减少到最低程度。

（2）目前内毒素检测方法主要有：鲎试验、ELISA 法、结合免疫鲎试验法（IML）、自动化动力学方法、化学发光法、光纤微生物传感法、毛细管电泳法。

（3）MB-80 微生物快速动态检测系统（Microbiology Kinetic Rapid Reader）：采用光电转换原理，通过测定生物试剂与微生物的抗原体或其生成的毒素反应产生的浊度/色度变化值，建立反应时间（T）与微生物含量（C）关系的标准曲线，从而定量测定样品的微生物含量。

第二篇

病原体的分离鉴定

实验十三　病原性球菌

病原性球菌,常引起人类化脓性感染,故又名化脓性球菌。根据革兰染色特性不同,可将病原性球菌分为革兰阳性的葡萄球菌、链球菌、肠球菌及革兰阴性的脑膜炎奈瑟菌、淋病奈瑟菌等。这些细菌在形态、培养特性等生物学性状上各不相同,可作为鉴定依据,但有时还必须借助一定的生化反应进行鉴定。

葡萄球菌属的生物学性状观察

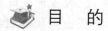 **目　的**

(1) 掌握葡萄球菌的形态、菌落特点。
(2) 掌握葡萄球菌的主要鉴定试验。

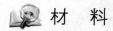 **材　料**

(1) 菌种:金黄色葡萄球菌、表皮葡萄球菌。
(2) 培养基:普通琼脂平板或斜面培养基、血琼脂平板培养基、甘露醇发酵管、甲苯胺蓝核酸琼脂培养基。
(3) 试剂:3%H_2O_2、兔(或人)血浆、生理盐水、革兰染色液。
(4) 其他:葡萄球菌革兰染色示教图片库、载玻片、小试管等。

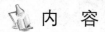 **内　容**

一、形态观察

1. 方法
取葡萄球菌固体纯培养物按常规方法制备细菌涂片、革兰染色、显微镜油镜下观察。
2. 结果
金黄色葡萄球菌、表皮葡萄球菌的镜下形态基本相同,为革兰阳性、圆形、葡萄串状排列(图 13.1)。

二、菌落特征观察

1. 方法
将金黄色葡萄球菌、表皮葡萄球菌接种在血琼脂平板上,于 37 ℃培养箱中孵育 18～24 h

后观察菌落特征,重点观察菌落的颜色及溶血性。

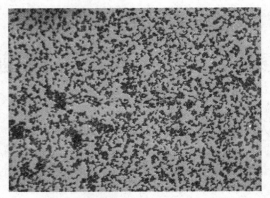

图 13.1　葡萄球菌革兰染色镜下形态

（见 214 页彩图）

2. 结果

在普通琼脂平板上,金黄色葡萄球菌、表皮葡萄球菌形成中等大小、湿润、表面光滑、圆形凸起、边缘整齐、不透明的菌落,金黄色葡萄球菌常产生金黄色的脂溶性色素,而表皮葡萄球菌产生白色色素;在血琼脂平板上,金黄色葡萄球菌菌落周围出现完全溶血环(β 溶血),而表皮葡萄球菌通常不出现溶血(图 13.2)。

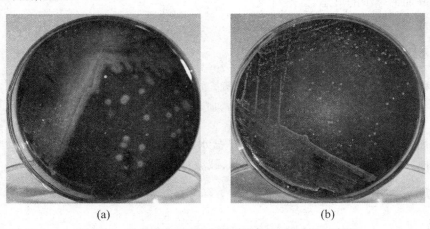

(a)　　　　　　　　　　　　(b)

图 13.2　金葡菌(a)及表皮葡萄球菌(b)血平板上菌落

（见 215 页彩图）

三、触酶试验

1. 原理

葡萄球菌属产生的触酶(过氧化氢酶)能将 H_2O_2 分解成水和氧气,氧气以气泡的形式从水中溢出。

2. 方法

用接种环挑取普通琼脂平板上的葡萄球菌菌落或菌苔一环涂于洁净的载玻片上,滴加 1~2 滴 3% H_2O_2 溶液,即刻观察结果。

3. 结果

在半分钟内产生大量气泡者,为触酶试验阳性;反之为阴性。本试验通常用于葡萄球菌属与链球菌属的细菌鉴别,前者为阳性,后者为阴性。

四、血浆凝固酶试验

1. 原理

致病性(金黄色)葡萄球菌能产生结合的和游离的血浆凝固酶。游离的血浆凝固酶可被激活为凝血酶样物质,使血浆中的液态纤维蛋白原转变为固态纤维蛋白,可在试管中使血浆凝固成胶冻状;而结合的血浆凝固酶作为纤维蛋白原受体,能与血浆中的纤维蛋白原交联使菌体快速凝集,可在玻片上形成凝块。

2. 方法(玻片法)

将一洁净玻片划分为两个区域,在每一区域各加 2 接种环的人(兔)血浆,再挑取金黄色葡萄球菌和表皮葡萄球菌少许,分别和血浆混合,立即观察结果。

3. 结果

玻片上血浆凝固呈凝集块状,为血浆凝固酶试验阳性;反之为阴性(图 13.3)。本试验常用于金黄色葡萄球菌与其他葡萄球菌的鉴定,前者为阳性,后者为阴性。

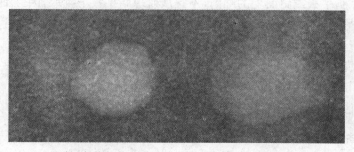

(a) 阳性(金黄色葡萄球菌)　　　　(b) 阴性(表皮葡萄球菌)

图 13.3　血浆凝固酶试验

(见 215 页彩图)

五、甘露醇发酵试验

1. 原理

致病性(金黄色)葡萄球菌多能发酵甘露醇产酸,使培养基中的指示剂溴甲酚紫由紫色变为黄色。

2. 方法

将金黄色葡萄球菌及表皮葡萄球菌分别接种于甘露醇发酵管,于 37 ℃培养箱中孵育 18～24 h 后观察结果。

3. 结果

培养基由紫色变为黄色且呈混浊者为阳性,仍为紫色者为阴性。本试验常用于金黄色葡萄球菌与其他葡萄球菌的鉴定,前者为阳性,后者为阴性。

六、耐热核酸酶试验

1. 原理

致病性(金黄色)葡萄球菌可产生耐热核酸酶,能分解 DNA,使长链 DNA 水解成寡核苷酸,可与甲苯胺蓝结合,使甲苯胺蓝核酸琼脂呈粉红色。非致病性葡萄球菌虽能产生核酸酶,但不耐热。

2. 方法

将金黄色葡萄球菌及表皮葡萄球菌 24 h 肉汤培养沸水处理 15 min,用接种环划线刺种于甲苯胺蓝核酸琼脂培养基中,于 37 ℃培养箱中孵育 18～24 h 后观察结果。

3. 结果

平板上刺种线周围出现粉红色圈者为该试验阳性,不变色者为阴性。本试验常用于金黄色葡萄球菌与其他葡萄球菌的鉴定,前者为阳性,后者为阴性。

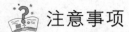 **注意事项**

1. 触酶试验

应选用普通琼脂平板或斜面上的细菌,不宜从血琼脂平板上挑取,因红细胞内含有触酶,易出现假阳性反应;另外,陈旧培养物上的细菌可丢失触酶活性,可出现假阴性反应,故应取对数生长期的细菌进行试验,或增加阳性和阴性菌株做对照。

2. 血浆凝固酶试验

血浆最好使用 EDTA 抗凝,因为用枸橼酸钾抗凝血浆时,有些利用枸橼酸盐的细菌会产生血浆凝固酶,试验假阳性。

 思考题

(1) 简要描述葡萄球菌的形态及菌落特征。

(2) 如何鉴定致病性葡萄球菌与弱致病性或非致病性葡萄球菌?

 知识拓展

(1) 血浆凝固酶试验采用试管法检测是较为认可的鉴定葡萄球菌有无致病性的试验。另外也可采用玻片法进行检测,但不易在临床检验中采用,仅限于实验室。

(2) 食品中金黄色葡萄球菌的快速检测:可通过美国 3M 公司的快速检测片来检测金葡菌,也可通过 ELISA 方法检测其产生的肠毒素。

(3) 耐热核酸酶的检测,也可通过在 DNA 琼脂平板培养基培养的菌落上滴加盐酸,根据透明环的出现进行判断。

⏰ 附　录

一、甘露醇发酵培养基

1. 成分

蛋白胨 10 g,甘露醇 5～10 g,氯化钠 5 g,16 g/L 溴甲酚紫溶液 1 mL,蒸馏水 1 000 mL。

2. 配制方法

将上述成分溶解后,调 pH 为 7.4～7.6,分装试管,经 54 kPa、112 ℃高压灭菌 15 min,备用。

二、甲苯胺蓝核酸琼脂培养基

1. 成分

DNA 0.3 g,甲苯胺蓝 0.083 g,氯化钠 10 g,氯化钙 1.1 g,三羟甲基氨基甲烷 6.1 g,琼脂 10 g,蒸馏水 1 000 mL,pH 为 7.4～7.6。

2. 配制方法

将上述成分溶解于 1 000 mL 蒸馏水中,加热煮沸至完全溶解,103.4 kPa、121.3 ℃高压灭菌 15 min,冷至 50 ℃左右时倾注平板,凝固后于 4 ℃冰箱内保存备用。

链球菌属的生物学性状观察

📖 目　的

(1) 掌握链球菌属的形态、菌落特点。

(2) 掌握链球菌属的主要鉴定试验。

(3) 了解抗链球菌溶血素"O"试验。

🔍 材　料

(1) 菌种:甲、乙型溶血性链球菌、肺炎链球菌、金黄色葡萄球菌。

(2) 培养基:血琼脂平板培养基、血清肉汤培养基、菊糖发酵管等。

(3) 试剂:革兰染色液、10％去氧胆酸钠溶液、链球菌分群胶乳试剂、ASO 测定试剂盒(链球菌溶血素"O"、ASO 胶乳试剂)、无菌生理盐水。

(4) 其他:杆菌肽纸片(0.04 U/片)、Optochin 纸片(5 μg/片)、人血清、胶乳反应板、小白鼠、无菌注射器、小镊子、链球菌属革兰染色示教图片库。

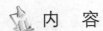 内 容

一、形态观察

1. 方法

取甲型、乙型溶血性链球菌、肺炎链球菌的固体纯培养物,按常规方法制备细菌涂片、革兰染色,于显微镜油镜下观察。

2. 结果

甲型、乙型溶血性链球菌的镜下形态基本相同,为革兰阳性、圆形或椭圆形、成双或链状排列(图 13.4),链的长短因菌种和培养基而有差异,一般在液体培养基中易形成长链。肺炎链球菌为矛头状、成双排列的革兰阳性球菌。

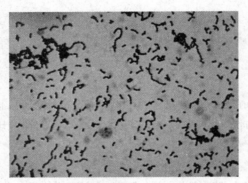

图 13.4 链球菌革兰染色镜下形态
(见 215 页彩图)

二、菌落特征观察

1. 方法

将甲型、乙型溶血性链球菌、肺炎链球菌接种在血琼脂平板培养基上,于 37 ℃培养箱中孵育 18～24 h 后观察菌落特征,重点观察菌落的大小及溶血性。

2. 结果

链球菌属细菌在血琼脂平板上生长后形成针尖样大小、灰白色、湿润、表面光滑、圆形凸起、边缘整齐、不透明的菌落,不同种细菌可出现不同的溶血表现,乙型溶血性链球菌的菌落周围出现完全溶血环(β 溶血),甲型溶血性链球菌及肺炎链球菌的菌落周围表现为不完全溶血(α 溶血)(图 13.5)。另外肺炎链球菌在培养 2～3 天后,因细菌产生自溶酶而发生菌体自溶,菌落的中心出现凹陷呈"脐状"。

三、杆菌肽敏感试验

1. 原理

A 群链球菌对杆菌肽 100％敏感,而其他链球菌通常对杆菌肽耐药,故此试验常用于 A 群链球菌与其他链球菌的鉴定。

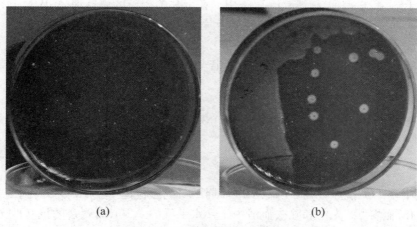

(a)　　　　　　　　　　　(b)

图 13.5　链球菌血平板上的菌落

（见 216 页彩图）

2. 方法

挑取链球菌的菌落密集涂布于血琼脂平板上,用灭菌镊子夹取一片杆菌肽纸片并贴于血琼脂平板培养基上,于 37 ℃孵育 18～24 h 后观察结果。

3. 结果

在杆菌肽纸片周围出现抑菌环表示敏感,则该种细菌为 A 群链球菌;反之,为 A 群之外的其他群链球菌。

四、CAMP 试验

1. 原理

B 群链球菌能产生 CAMP(Christie-Atkins-Munch-Petersen)因子,可促进金黄色葡萄球菌的溶血素溶解红细胞的活性,因此在两菌的交界处溶血能力增强,出现矢形(半月形)的溶血区。

2. 方法

先以金黄色葡萄球菌划一横线接种于血琼脂平板上,再将被检菌与前一划线做垂直划线接种,两线不能相交,相距 0.5～1 cm,于 37 ℃培养 18～24 h 观察结果。每次试验都应设阴性和阳性对照。

3. 结果

在两划线交界处出现箭头样的半月形溶血区即为阳性。在链球菌属中 B 群链球菌 CAMP 试验阳性,故可作为 B 群链球菌与其他群链球菌的特异性鉴定。

五、链球菌快速分群胶乳凝集试验

1. 原理

根据 Lancefield 抗原不同将链球菌分为 20 个血清群,对人类致病的链球菌 90% 属于 A 群,少数属于 B、C、D、F、G 群。用这 6 群抗原的兔免疫血清分别致敏的胶乳颗粒与待检链球菌进行间接凝集反应,可快速对链球菌做出分群鉴定。

2. 方法

挑取 2～3 个待检链球菌的菌落转种于含有 0.4 mL 提取酶的试管中,使其变为乳化均匀的细菌悬液,置于 37 ℃水浴 10～15 min 后备用。在卡片的相应区域各加 A、B、C、D、F、G 致敏胶乳 1 滴,再加入细菌悬液各 1 滴,混匀并轻摇卡片,观察结果。

3. 结果

在 2～10 min 内发生胶乳凝集者为阳性,若与哪群抗体致敏的胶乳颗粒凝集,则待测菌即可鉴定为相应的血清群。

六、抗链球菌溶血素"O"抗体(antistreptolysin O,ASO)的测定(抗"O"试验)——胶乳法

1. 原理

链球菌溶血素"O"抗原性强,在感染 2～3 周后可刺激机体产生 ASO。高滴度 ASO 的患者血清被适量的溶血素"O"先中和除去血清中正常水平量的 ASO,而剩余的抗"O"抗体则与加入的链球菌溶血素"O" 胶乳试剂反应,出现均匀的凝集颗粒。

2. 方法

先将患者血清于 56 ℃灭活 30 min,然后用生理盐水 1∶15 稀释,在反应板各孔中分别滴加稀释血清、阳性和阴性对照血清各 1 滴,再于各孔中滴加 1 滴溶血素"O"溶液胶乳试剂,轻摇 3 min 后观察结果。

3. 结果

出现凝集颗粒者为阳性,反之为阴性。通过测定 ASO 的含量,可用于链球菌近期感染或风湿热的辅助诊断。

七、奥普托欣(Optochin)敏感试验

1. 原理

Optochin(ethylhydrocupreine hydrochloride,乙基氢化去甲奎宁的商品名)能干扰肺炎链球菌叶酸的生物合成,抑制该菌的生长,故肺炎链球菌对 Optochin 敏感,而其他链球菌对其耐药。

2. 方法

将待检细菌的菌落或肉汤培养液均匀涂布于血琼脂平板培养基,用灭菌镊子夹取一片 Optochin 纸片并贴于血琼脂平板培养基上,于 37 ℃ 5％的 CO_2 环境中培养 18～24 h,观察纸片周围抑菌环的大小。

3. 结果

抑菌环直径＞14 mm 为敏感,若抑菌环直径≤14 mm,对此菌株应再做胆汁溶菌试验,以证实是否为肺炎链球菌。此法主要用于肺炎链球菌与其他链球菌的鉴别。

八、胆汁溶菌试验

1. 原理

胆汁或胆盐可溶解肺炎链球菌,可能是由于胆汁降低细胞膜表面的张力,使细胞膜破损或使菌体裂解;或者是由于胆汁活化了肺炎链球菌的自溶酶,促进细菌发生自溶。

2. 方法

平板法:取 10％去氧胆酸钠溶液 1 滴,滴加于待测菌(草绿色溶血性链球菌)的菌落上,置

于 35 ℃孵育 30 min 后观察结果。

试管法：取待检细菌液体培养物 1.8 mL,平均分配到 2 支无菌小试管中,然后分别加入 10% 去氧胆酸钠溶液和生理盐水(对照管)0.1 mL,摇匀后置于 37 ℃水浴中孵育 30 min,观察结果。

3. 结果

平板法以菌落消失判定为阳性。试管法以加胆盐的培养物由混浊变透明,而对照管仍混浊判定为阳性,反之均为阴性。本试验主要用于草绿色溶血性链球菌中的肺炎链球菌与甲型溶血性链球菌的鉴别,前者为阳性,后者为阴性。

九、菊糖发酵试验

1. 原理

肺炎链球菌能发酵菊糖产酸,导致培养基 pH 降低,使培养基中酸碱指示剂溴甲酚紫颜色发生改变。

2. 方法

将待检细菌接种于菊糖发酵管中,于 37 ℃孵育 18～24 h 观察结果。

3. 结果

培养基由紫色变为黄色为阳性,不变色为阴性。本试验主要用于草绿色溶血性链球菌中的肺炎链球菌与甲型溶血性链球菌的鉴别,前者为阳性,后者为阴性。

十、小白鼠毒力试验

1. 原理

小白鼠对肺炎链球菌十分敏感,少量有荚膜的肺炎链球菌可使小白鼠感染致死。

2. 方法

将待检细菌 24 h 血清肉汤培养液稀释为 10×10^8 cfu/mL,抽取 0.5 mL 注射于小白鼠腹腔,饲养 1～2 天,观察小白鼠的情况。

3. 结果

若小白鼠在 1～2 天内死亡为阳性,解剖做腹膜印片,革兰染色镜检可见革兰阳性、有荚膜的双球菌;小白鼠不死亡为阴性。此试验可用于肺炎链球菌和甲型溶血性链球菌的鉴别,前者为阳性,后者为阴性。

注意事项

(1) 在抗链球菌溶血素"O"抗体测定的实验中,其检测方法分为溶血法和乳胶法,因后者方法简便、快速而被广泛应用。但在实验中,当加入链球菌溶血素"O"乳胶后,轻摇至说明书规定的时间应立即记录结果,超过规定时间才出现凝集者不作为阳性。另外标本发生溶血、高脂、高胆红素、高胆固醇、类风湿因子或标本被污染都会影响试验结果。若室温低于 10 ℃,应该延长反应时间 1 min,室温每升高 10 ℃应缩短反应时间 1 min。

(2) 近年已发现对 Optochin 耐药的肺炎链球菌,因此在进行 Optochin 试验时若抑菌环直径较小,应同时做胆汁溶菌试验,以证实是否为肺炎链球菌。

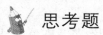
思考题

(1) 链球菌属的形态及菌落有哪些特点?

（2）ASO 试验的抗体测定对临床诊断有何意义？

（3）为什么被测血清应先加入适量的溶血素"O"，然后再加入溶血素"O"胶乳试剂？其原理是什么？

（4）肺炎链球菌与甲型溶血性链球菌的主要鉴定试验有哪些？

（5）如何鉴定乙型溶血性链球菌与金黄色葡萄球菌？

 ## 知识拓展

在抗链球菌溶血素"O"抗体测定的实验中，其检测方法分为溶血法、免疫比浊法和胶乳法，因胶乳法简便、快速而被广泛应用。

 ## 附　录

菊糖发酵培养基配制方法如下：

1. 成分

蛋白胨 10 g，菊糖 10 g，氯化钠 5 g，16 g/L 溴甲酚紫溶液 1 mL，蒸馏水 1 000 mL。

2. 配制方法

将上述成分溶解后，调 pH 为 7.4～7.6，分装试管，经 54 kPa、112 ℃高压灭菌 15 min，备用。

奈瑟菌属的生物学性状观察

 ## 目　的

（1）掌握脑膜炎奈瑟菌和淋病奈瑟菌的形态和培养特性。

（2）了解脑膜炎奈瑟菌和淋病奈瑟菌的鉴别要点。

 ## 材　料

（1）菌种：脑膜炎奈瑟菌、淋病奈瑟菌。

（2）培养基：巧克力色血平板培养基、葡萄糖、麦芽糖、蔗糖发酵管、硝酸盐培养基、DNA 琼脂培养基等。

（3）试剂：革兰染色液、氧化酶试剂、硝酸盐还原试剂、1 mol/L 盐酸。

（4）其他：滤纸片、载玻片、脑膜炎奈瑟菌、淋病奈瑟菌革兰染色示教图片库。

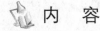 ## 内　容

一、形态观察

1. 方法

取脑膜炎奈瑟菌、淋病奈瑟菌的固体纯培养物按常规方法制备细菌涂片、革兰染色，于显微镜油镜下观察。

2. 结果

脑膜炎奈瑟菌、淋病奈瑟菌的镜下形态相似,为革兰阴性、肾形或豆形、成双排列(图 13.6)。如是患者脑脊液或泌尿道脓液标本直接涂片,可见细菌多位于中性粒细胞内,形态典型,有助于对该菌的鉴定。

二、菌落特征观察

1. 方法

将脑膜炎奈瑟菌、淋病奈瑟菌的菌种分别接种在巧克力色血平板培养基上,于 37 ℃、5％的 CO_2 培养箱中培养 18～24 h 后观察菌落特征。

2. 结果

脑膜炎奈瑟菌、淋病奈瑟菌在巧克力色血平板培养基上菌落为圆形、凸起、光滑湿润、透明、边缘整齐、大小为 1～2 mm,似露滴状的菌落。

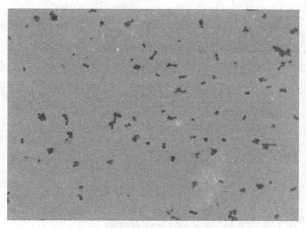

图 13.6 淋病奈瑟菌革兰染色镜下形态

(见 216 页彩图)

三、氧化酶试验

1. 原理

氧化酶(细胞色素氧化酶)是细胞色素呼吸酶系统的最终呼吸酶。具有氧化酶的细菌,首先使细胞色素 C 氧化,再由氧化型细胞色素 C 使对苯二胺氧化,生成有色的醌类化合物。

2. 方法

取白色洁净滤纸片蘸取待检细菌菌落,滴加 1％的盐酸二甲基对苯二胺溶液 1 滴,并立即观察结果。

3. 结果

阳性者呈现红色,并逐渐加深为紫红色(如用 1％的盐酸四甲基对苯二胺溶液,阳性则呈现蓝紫色),阴性者不变色(表 13.1)。氧化酶试验阳性主要见于奈瑟菌属、弧菌科及非发酵性细菌。

表 13.1　脑膜炎奈瑟菌与淋病奈瑟菌的主要生化反应

菌　种	氧化酶	葡萄糖	麦芽糖	蔗糖	硝酸盐还原	DNA 酶
脑膜炎奈瑟菌	＋	＋	＋	－	－	－
淋病奈瑟菌	＋	＋	－	－	－	－

四、三糖(葡萄糖、麦芽糖、蔗糖)发酵试验

1. 原理

脑膜炎奈瑟菌可分解葡萄糖和麦芽糖,淋病奈瑟菌只分解葡萄糖,均不发酵麦芽糖和蔗糖。分解糖后产酸会使发酵管内 pH 下降,致使发酵管内的指示剂溴甲酚紫的颜色发生变化。

2. 方法

将脑膜炎奈瑟菌、淋病奈瑟菌分别接种于葡萄糖、麦芽糖、蔗糖的发酵管,于 37 ℃培养18～24 h 后观察结果。

3. 结果

培养基变黄为阳性,不变色(紫色)为阴性(表 13.2)。脑膜炎奈瑟菌的葡萄糖和麦芽糖发酵试验为阳性,淋病奈瑟菌的葡萄糖发酵试验为阳性。

表 13.2　肠道杆菌的培养特性

细菌名称	中国蓝平板	麦康凯	SS
大肠埃希菌	蓝色、不透明、稍大菌落	红色不透明、稍大菌落	大部分被抑制或红色菌落
痢疾志贺菌	无色或淡红色、半透明稍小菌落	无色、半透明稍小菌落	无色或淡黄色、半透明菌落
肖氏沙门菌	无色或淡红色、半透明稍小菌落	无色、透明稍小菌落	中心为黑色的小菌落

五、硝酸盐还原试验

1. 原理

某些细菌能还原硝酸盐为亚硝酸盐,亚硝酸盐与醋酸作用生成亚硝酸,亚硝酸与试剂中的对氨基苯磺酸作用生成重氮基苯磺酸,后者与 α-萘胺结合生成红色的 N-α-萘胺偶氮苯磺酸。

2. 方法

将待检细菌接种于硝酸盐培养基中,于 37 ℃培养 18～24 h,将硝酸盐还原试剂中甲、乙液等量混合后(约 0.1 mL)加入培养基内,立即观察结果。

3. 结果

出现红色为阳性。若加入试剂后无颜色反应,存在两种可能:其一,硝酸盐没有被还原,试验为阴性;其次,硝酸盐被还原为氨和氮等其他产物而导致假阴性结果,这时应在试管内加入少许锌粉,如出现红色则表明试验确实为阴性,若仍不产生红色,表示试验为假阴性(阳性)。本试验主要用于奈瑟菌属与布兰汉菌属的鉴定(因两者在形态上非常相似),前者为阴性,后者为阳性(见表 13.2)。另外,硝酸盐还原试验也广泛应用于其他细菌鉴定,如肠杆菌科细菌均能还原

硝酸盐为亚硝酸盐;铜绿假单胞菌、嗜麦芽窄食单胞菌等假单胞菌可产生氮气;有些厌氧菌如韦荣球菌等试验也为阳性。

六、DNA 酶试验

1. 原理

某些细菌产生 DNA 酶,可使长链 DNA 水解成寡核苷酸。因为长链 DNA 可被酸沉淀,寡核苷酸则可溶于酸,所以当在菌落平板上加入酸后,会在菌落周围出现透明环。

2. 方法

在 DNA 琼脂平板培养基上点种待检细菌,于 37 ℃孵育 18～24 h,用 1 mol/L 盐酸倾注平板,观察结果。

3. 结果

菌落周围出现透明区即为阳性,无透明区为阴性。本试验主要用于奈瑟菌属与布兰汉菌属的鉴定,前者为阴性,后者为阳性(见表 13.1)。另外,本试验也广泛用于其他的细菌如肠杆菌科及葡萄球菌属某些菌种的鉴定。因沙雷菌、变形杆菌和金黄色葡萄球菌的 DNA 酶均为阳性。

 注意事项

(1) 脑膜炎奈瑟菌和淋病奈瑟菌对外界抵抗力弱,采集标本后应立即送检,并注意保温,最好床边接种。

(2) 淋病奈瑟菌和脑膜炎奈瑟菌在 24 h 后均可出现自溶现象,应该及时观察结果并及时转种。

(3) α-萘胺具有致癌性,故使用时应多加注意。

(4) 硝酸盐还原试验的结果必须在试剂加入后立即判定,否则因颜色快速发生改变而造成判定困难。

 思考题

(1) 奈瑟菌属的形态及菌落有哪些特点?

(2) 对于奈瑟菌属的淋病奈瑟菌和脑膜炎奈瑟菌可通过哪些方法进行鉴别?

(3) 奈瑟菌属与布兰汉菌属的细菌如何进行鉴定?

知识拓展

(1) 硝酸盐还原反应包括两个过程:一是在合成过程中,硝酸盐还原为亚硝酸盐和氨,再由氨转化为氨基酸和细胞内其他含氮化合物;二是在分解代谢过程中,硝酸盐或亚硝酸盐代替氧作为呼吸酶系统中的终末受氢体。能使硝酸盐还原的细菌可从硝酸盐中获得氧而形成亚硝酸盐和其他还原性产物,但硝酸盐还原的过程因细菌不同而异,有的细菌仅使硝酸盐还原为亚硝酸盐,如大肠埃希菌;有的细菌则可使其还原为亚硝酸盐和离子态的铵;有的细菌能使硝酸盐或亚硝酸盐还原为氮,如假单胞菌等。硝酸盐还原试验系测定还原过程中所产生的亚硝酸。

(2) 淋病是一古老的传染病,公元 2 世纪即有相关术语"gonorrhoeae"。1767 年,John Hunter 将患者脓性分泌物接种于自己的尿道,同时感染了淋病和梅毒。1879 年,Neisser 从 35

例急性尿道炎、阴道炎及新生儿急性结膜炎病人的分泌物中,分离出淋病双球菌,因此后人将其称为淋病奈瑟菌(*Neisseria gonorrhoeae*)。1885 年,Bumm 在人、牛或羊的凝固血清培养基上培养淋球菌获得成功,并将菌种接种于健康人的尿道内也可产生同样的症状,至此,淋球菌是淋病病原体的结论始告成立。

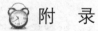 附　录

一、葡萄糖、麦芽糖、蔗糖的发酵培养基

1. 成分

蛋白胨 10 g,葡萄糖/麦芽糖/蔗糖 10 g,氯化钠 5 g,16 g/L 溴甲酚紫溶液 1 mL,蒸馏水 1 000 mL。

2. 配制方法

将上述成分溶解后,调 pH 为 7.4～7.6,分装试管,经 54 kPa、112 ℃高压灭菌 15 min,备用。

二、硝酸盐培养基

1. 成分

硝酸钾 0.2 g,蛋白 5 g,蒸馏水 1 000 mL。

2. 配制方法

溶解上述成分并校正 pH 至 7.4,分装试管,于 103.4 kPa、121.3 ℃高压灭菌 15 min 后备用。

三、DNA 琼脂平板

1. 成分

营养琼脂 100 mL,DNA 0.2 g,0.1 mol/L NaOH 2 mL,80 g/L 氯化钙溶液 1 mL,pH 为 7.2。

2. 配制方法

先将 DNA 溶于 NaOH 溶液后,加入营养琼脂中,再加入氯化钙,经 54 kPa、112 ℃高压灭菌 15 min 后倾注平板,凝固后备用。

四、氧化酶试剂

1 g 盐酸二甲基对苯二胺(盐酸四甲基对苯二胺)溶于 100 mL 蒸馏水即可。

五、硝酸盐还原试剂

甲液:0.8 g 对氨基苯磺酸溶于 100 mL 的 5 mol/L 醋酸即可。

乙液:0.5 g α-萘胺溶于 100 mL 的 5 mol/L 醋酸即可。

实验十四　肠 道 杆 菌

目　的

（1）掌握肠道杆菌的形态、染色、培养特性及主要生化反应的结果。
（2）了解粪便中致病性肠道杆菌的分离鉴定程序及方法。
（3）学习肥达试验的操作方法并初步掌握其结果的分析。

材　料

（1）大肠埃希菌、伤寒沙门菌、肖氏沙门菌、痢疾志贺菌等在 SS 平板、MAC 平板、KIA、MIU 等培养基上的培养物，福氏志贺菌 12 h 液体培养物。
（2）SS 平板、MAC 平板、KIA、MIU 等培养基，糖发酵管，2％胰蛋白胨水。
（3）甲基红试剂，吲哚试剂，疑似伤寒或副伤寒患者血清。
（4）伤寒沙门菌"O"抗原和"H"抗原、甲型副伤寒沙门菌"H"抗原（PA）、肖氏沙门菌"H"抗原（PB），福氏志贺菌荧光抗体。
（5）革兰染色液，小试管，试管架，1 mL 吸管，5 mL 吸管，水浴箱，无菌吸管，湿盒等。

内　容

一、肠道杆菌的形态学观察

1. 方法

取大肠埃希菌、伤寒沙门菌、肖氏沙门菌、痢疾志贺菌的培养物按常规方法制备细菌涂片、革兰染色，于显微镜油镜下观察。

2. 结果

大肠埃希菌、伤寒沙门菌、痢疾志贺菌革兰染色镜下的典型形态均为革兰阴性杆菌、分散或无规则排列（图 14.1）。

二、肠道杆菌在鉴别选择培养基上的菌落观察

1. 原理

常用的肠道杆菌鉴别选择培养基是利用不同细菌发酵乳糖的能力差异和产生 H_2S 与否来大致区分肠道杆菌中的致病菌和非致病的埃希菌属。常用的鉴别选择培养基有中国蓝平板、麦康凯平板和 SS 平板等（培养基的配方见后面内容）。各种培养基的成分各不相同，它们对肠杆菌以外的细菌有抑菌作用，但 SS 平板对埃希菌属的抑制能力较其他培养基强，对沙门菌和志贺

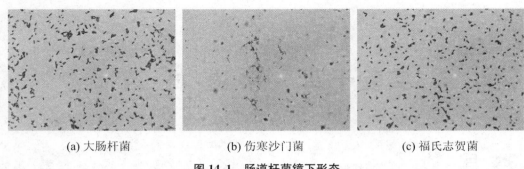

(a) 大肠杆菌　　　　　　　　　　(b) 伤寒沙门菌　　　　　　　　　(c) 福氏志贺菌

图 14.1　肠道杆菌镜下形态

(见 216 页彩图)

菌的选择作用较强,故称为强选择培养基。

2. 方法

(1) 以无菌接种环分别取大肠埃希菌、痢疾志贺菌和肖氏沙门菌分别接种于中国蓝、麦康凯及 SS 平板上,于 37 ℃培养 18～24 h 后观察生长现象。

(2) 将普通变形杆菌接种于普通琼脂平板上,于 37 ℃培养 18～24 h 后观察生长现象。

3. 结果

(1) 大肠埃希菌、痢疾志贺菌和肖氏沙门菌在中国蓝、麦康凯及 SS 平板上的生长情况及菌落特点(如图 14.2、图 14.3)。

(2) 普通变形杆菌在普通琼脂平板上生长后出现迁徙生长现象。

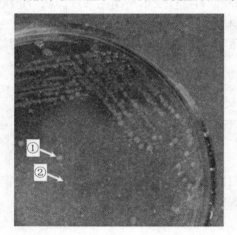

图 14.2　中国蓝平板上的菌落

(见 217 页彩图)

①为大肠埃希菌的菌落,因其分解乳糖产酸,使中国蓝指示剂变蓝;②为肠杆菌科中的致病菌菌落(如沙门菌属、志贺菌属等),因其不分解乳糖,所以不会使指示剂变蓝。

三、肠道杆菌鉴定中常用的生化反应

由于绝大多数的肠道杆菌在普通平板上的菌落特点都十分相似,且染色后的镜下形态也非常相似,所以,鉴别肠道杆菌的方法多依赖每种细菌不同的生化反应。下面介绍几种常用的生化反应实验。

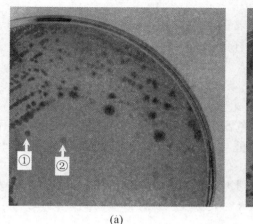 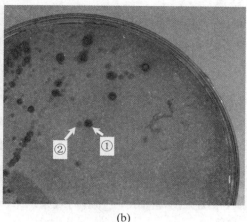

(a)　　　　　　　　　　　　　　　　　(b)

图 14.3　SS/MAC 平板上的菌落

（见 217 页彩图）

（a）大肠埃希菌分解乳糖产酸,使中性红指示剂变红①,肠杆菌科中的致病菌菌落（如沙门菌属、志贺菌属等）,因其不分解乳糖,所以不会使指示剂变红;（b）SS 平板所用的指示剂和 MAC 平板的一样,均为中性红,所以菌落表现相同（①为大肠埃希菌,②为肠杆菌科中的致病菌菌落,如沙门菌属、志贺菌属等）。

（一）单糖（葡萄糖）发酵试验

1. 原理

各种细菌含有不同的糖分解酶,分解糖的能力不同,有的产酸,有的尚有气体形成,借此可协助细菌鉴别,尤其用于肠道杆菌的鉴定。

2. 方法

将大肠埃希菌、伤寒杆菌、产碱杆菌分别接种于葡萄糖液体发酵管中,发酵管中放有充满液体的倒置小管,同时设立不接种细菌的对照。然后于 37 ℃培养 18～24 h,观察结果。

3. 结果

阴性对照:培养基不混浊,指示剂仍为紫色。

糖不分解:培养基变混浊,指示剂仍为紫色,用"－"表示,如产碱杆菌。

分解糖产酸不产气:培养基变混浊,指示剂变黄,小管中无气泡,用"＋"表示,如伤寒杆菌。

分解糖产酸产气:培养基变混浊,指示剂变黄,小管中有气泡,用"＋"表示,如大肠埃希菌。

（二）甲基红试验

1. 原理

某些细菌分解葡萄糖产生丙酮酸,丙酮酸继续被分解,则可产生甲酸、乙酸、琥珀酸、乳酸等,它们可使培养基的 pH 降至 4.5 以下,若加入甲基红指示剂可使培养基呈红色。若细菌分解葡萄糖产酸量少,或产生的酸进一步转化为其他物质（如醇、酮、醛、气体和水等）,则培养基的酸度仍在 pH 6.2 以上,故加入甲基红指示剂呈黄色。本实验常用于鉴定大肠埃希菌与产气肠杆菌。

2. 方法

将大肠埃希菌、产气肠杆菌分别接种于葡萄糖蛋白胨水中,于 37 ℃培养 1～4 天后取出,分别滴入甲基红试剂 2～3 滴,观察结果。

3. 结果

阳性:培养基呈红色,用"+"表示,如大肠埃希菌。

阴性:培养基呈黄色,用"-"表示,如产气肠杆菌。

(三) 吲哚试验

1. 原理

有的细菌具有色氨酸酶,能分解蛋白胨中的色氨酸生成吲哚(即靛基质)。吲哚无色,不易观察,加入吲哚试剂后,试剂中的对二甲基氨基苯甲醛与吲哚结合,生成红色的玫瑰吲哚,易于观察。

2. 方法

将大肠埃希菌、伤寒杆菌分别接种于蛋白胨水中,于 37 ℃培养 18～24 h 后取出,加入吲哚试剂数滴,略加振荡,静置 0.5 min 后观察结果。

3. 结果

阳性:两液接触面出现玫瑰红色环,用"+"表示,如大肠埃希菌。

阴性:两液接触面仍为黄色,用"-"表示,如伤寒杆菌。

(四) 硫化氢试验

1. 原理

某些细菌能分解培养基中的含硫氨基酸生成硫化氢,硫化氢与培养基中的醋酸铅或硫酸亚铁作用生成黑色的硫化铅或硫化亚铁黑色沉淀。黑色沉淀越多,表示生成的硫化氢量也越多。

2. 方法

用接种针分别将大肠埃希菌、变形杆菌穿刺接种于醋酸铅培养基中,于 37 ℃培养 18～24 h 后观察结果。

3. 结果

阳性:沿穿刺线培养基变黑,用"+"表示,如变形杆菌。

阴性:培养基不变色,用"-"表示,如大肠埃希菌。

(五) 肠道杆菌综合生化反应

将大肠埃希菌、痢疾志贺菌、伤寒沙门菌和肖氏沙门菌分别接种于 KIA 及 MIU 培养基中,于 37 ℃培养 18～24 h 后观察结果,见表 14.1、图 14.4。

表 14.1　肠道杆菌主要生化反应

细菌	生 化 反 应						
	KIA				MIU		
	斜面	底层	气体	H_2S	动力	靛基质	尿素酶
大肠埃希菌	A	A	+	-	+	+	-
痢疾志贺菌	K	A	-	-	-	-	-
伤寒沙门菌	K	A	-	+/-	+	-	-
肖氏沙门菌	K	A	+	+	+	-	-

注:A:产酸,K:产碱,+:阳性,-:阴性。

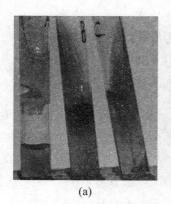 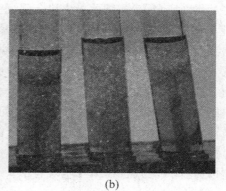

(a)   (b)

图 14.4 大肠埃希菌、伤寒沙门菌、福氏志贺菌在 KIA，MIU 上的生长现象

(见 217 页彩图)

(a)、(b)两图中从左至右分别是大肠埃希菌、伤寒沙门菌和福氏志贺菌。

四、肥达试验

（一）原理

人体感染伤寒或副伤寒沙门菌后，能产生与这些细菌起特异性反应的抗体，这种抗体可用已知抗原测定。就是用已知的伤寒沙门菌 O、H、甲型、乙型副伤寒沙门菌 H 抗原与病人血清做定量凝集试验，以测定病人血清中相应的抗体作为伤寒、副伤寒的辅助诊断。

（二）方法

按表 14.2 所示操作。

表 14.2 肥达试验操作方法

	试验管（每管 0.5 mL 稀释血清）						对照管
	1：20	1：40	1：80	1：160	1：320	1：640	生理盐水 0.5 mL
O 抗原	0.5	0.5	0.5	0.5	0.5	0.5	0.5
H 抗原	0.5	0.5	0.5	0.5	0.5	0.5	0.5
PA 抗原	0.5	0.5	0.5	0.5	0.5	0.5	0.5
PB 抗原	0.5	0.5	0.5	0.5	0.5	0.5	0.5
血清最终稀释度	1：40	1：80	1：160	1：320	1：640	1：1 280	—

振荡片刻，置于 45 ℃水浴箱中 2 h 或置于 37 ℃水浴箱中 4 h，取出置室温过夜，次日观察并记录结果。

（三）结果判断

观察时在斜射光线下透视，观察试管中悬液的混浊程度及管底凝块的多少。先观察对照管，再分别观察各试验管的凝集情况，并与对照管相比较。根据混浊程度及管底凝块的多少，以"＋＋＋＋""＋＋＋""＋＋""＋"符号记录。

＋＋＋＋：上清液完全澄清,细菌凝集块全部沉于管底。

＋＋＋：上清液澄清度达 75％,大部分细菌凝集块沉于管底。

＋＋：上清液澄清度达 50％,约 50％细菌凝集块沉于管底。

＋：上清液混浊,澄清度仅有 25％,管底仅有部分细菌凝集成块沉于管底。

－：液体均匀混浊,无凝集块。

血清的凝集效价(即滴度)是指能与一定量的抗原发生肉眼可见的明显凝集(即"＋＋"凝集)的血清最高稀释倍数。血清效价代表血清中抗体的含量,血清效价越高,所含抗体的量越多。一般认为,伤寒沙门菌"O"抗体凝集效价在 1∶80 以上,"H"抗体在 1∶160 以上,甲、乙型副伤寒沙门菌"H"抗体凝集效价在 1∶80 以上才有诊断价值。

(四) 结果分析

肥达反应结果的判断必须结合临床症状、病期及地区情况。

1. 正常凝集效价

正常人血清中含有一定量的沙门菌抗体,正常人的凝集效价可因不同地区而有所差异。一般认为,伤寒沙门菌"O"抗体凝集效价在 1∶80 以上,"H"抗体在 1∶160 以上,引起副伤寒的沙门菌"H"抗体凝集效价在 1∶80 以上才有诊断意义。

2. 病程

抗体在发病一周后出现,以后逐渐增加。所以,采血时间不同,肥达反应的阳性率也不相同。发病第一周 50％,第二周 80％,第三周 90％,恢复期凝集效价最高,以后逐渐转阴。

3. "H"与"O"抗体的区别

感染伤寒沙门菌后,"O"抗体(IgM)出现较早,维持时间短(几个月);"H"抗体(IgG)出现较晚,维持时间较长(可长达数年)。若"H"与"O"凝集效价均超过正常值,则伤寒感染的可能性很大,若两者均低,则感染的可能性很小。但若"H"凝集效价高而"O"低于正常值,则可能是晚期感染或以往预防接种的结果或非特异性回忆反应。若"O"凝集效价高而"H"凝集效价低,则可能是感染早期或沙门菌属中其他细菌感染引起的交叉反应。

4. 注意事项

确诊为伤寒的患者中,约有 10％的患者始终为阴性,故阴性结果不能排除伤寒的诊断。

五、粪便中致病性肠道杆菌的一般检验程序

粪便中致病性肠道杆菌的一般检验程序如图 14.5 所示。

 知识拓展

(1) 肠道杆菌中各菌属的镜下形态、革兰染色性、排列情况以及各菌属细菌在普通琼脂平板上的菌落特点都非常相似,甚至相同,所以在肠道杆菌的学习中应更多地关注各属、各群(型)细菌的生化反应和其重要的鉴定试验。

(2) 在检测 H_2S 的方法中,可以用硫酸亚铁,也可以用醋酸铅。铅离子较亚铁离子敏感,但是铅离子对某些细菌的生长有抑制作用,表现为抑菌剂的作用,所以为了避免这种抑制作用,可以将小滤纸条沾上热的饱和醋酸铅后再烘干,挂在试管口上并延伸至试管的内壁,且不能与培养基接触。此法尤其适合产 H_2S 较少的细菌,如布鲁氏菌。另外,在检测 H_2S 时,尽量不要使

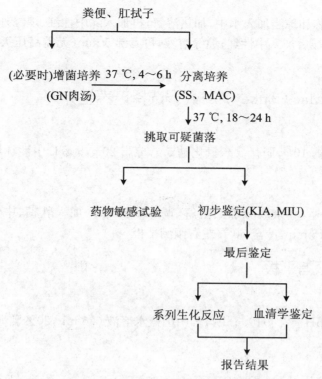

图 14.5 粪便标本的细菌检验程序

用含有蔗糖的培养基,因为有学者认为,蔗糖可抑制产生 H_2S 酶的作用,导致假阴性结果的产生。

（3）细菌在 KIA 中生长后,如果有 H_2S 的产生,则会产生黑色的硫化亚铁,这样就有可能掩盖在 KIA 底部产生的酸性反应,因此,如果产生 H_2S,酸性反应即使没有被观察到,也可能是存在的。有学者认为细菌发酵糖类产生 CO_2 和 H_2 的能力与产生 H_2S 的能力是相同的。所以如果因 H_2S 产生在下层观察不到酸性反应,同样也要记录产酸。

 思考题

（1）在 MAC 或 SS 培养基上如何判定可疑菌落?

（2）志贺菌和沙门菌在 KIA 培养基上的生化反应有何区别?

（3）肥达试验中为什么要用"O""H""PA""PB"四种抗原?

（4）如何分析肥达试验的结果?

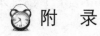 **附 录**

一、SS(Shigella Salmonella)平板(强选择培养基)

1. 成分

牛肉膏 5 g,硫代硫酸钠 8.5 g,蛋白胨 5 g,胆盐 8.5 g,乳糖 10 g,枸橼酸铁 1 g,枸橼酸钠 8.5 g,1 g/L 煌绿溶液 0.33 mL,琼脂 18 g,5 g/L 中性红水溶液 4.5 mL,蒸馏水 1 000 mL。

2. 配制方法

将牛肉膏、蛋白胨和琼脂加入水中,加热溶解,再加入除中性红、煌绿外的其他成分,微加热溶解,调 pH 至 7.2,最后加入中性红、煌绿溶液,再煮沸 5 min(无需高压灭菌),待冷至 50 ℃左右倾倒平板。

二、麦康凯(Mac Conkey)平板(弱选择培养基)

1. 成分

蛋白胨 20 g,乳糖 10 g,胆盐 5 g,氯化钠 5 g,琼脂 20 g,5 g/L 中性红水溶液 5 mL,蒸馏水 1 000 mL。

2. 配制方法

除乳糖、中性红外,其余成分加热溶解,调 pH 至 7.2,加入乳糖、中性红溶液,高压灭菌 115 ℃(68.95 kPa) 15 min,冷至 50 ℃左右倾倒平板。

三、中国蓝琼脂平板

1. 成分

无糖营养琼脂(pH＝7.4)100 mL,1％中国蓝水溶液 0.5 mL,20％乳糖 5 mL,1％蔷薇色酸酒精溶液 1 mL。

2. 配制方法

分别将前三种成分于 115 ℃高压灭菌(68.95 kPa) 15 min。营养琼脂冷至 60 ℃时,以无菌操作加入后三种成分,混匀,倾注平板。

四、克氏双糖铁琼脂(KIA)

1. 成分

蛋白胨 20 g,硫代硫酸钠 0.5 g,乳糖 10 g,葡萄糖 1 g,柠檬酸铵铁 0.5 g,氯化钠 3 g,酚红 0.025 g,琼脂 15 g,蒸馏水 1 000 mL。

2. 配制方法

除酚红外,其余成分加热溶解,调 pH 至 7.2,加入酚红混匀,分装试管,约占试管长度的 1/2,高压灭菌115 ℃(68.95 kPa) 15 min,趁热放置成斜面,凝固备用。

五、动力-靛基质-尿素培养基(MIU)

1. 成分

蛋白胨 10 g,NaCl 5 g,KH_2PO_4 2 g,尿素 20 g,琼脂 2 g,蒸馏水 1 000 mL,4 g/L 酚红水溶液 1 mL。

2. 配制方法

除酚红外,其余成分加热溶解,调 pH 至 7.2,加入酚红混匀,高压灭菌 115 ℃(68.95 kPa) 15 min,冷至 50 ℃左右,加入 20％尿素溶液,使其终浓度为 2％,分装于无菌试管,每管约 3 mL,凝固备用。

实验十五　霍乱弧菌

霍乱弧菌是夏秋季烈性肠道传染病霍乱的病原体,由于霍乱传播迅速,如果不能及时诊治,病死率较高,所以掌握霍乱弧菌的生物学性状和病原学诊断方法,对及时发现和确诊霍乱患者、发现传染源、控制和消灭霍乱均极为重要。

霍乱弧菌的形态学观察和动力观察

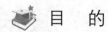 目　的

掌握霍乱弧菌的镜下形态、染色性和运动特点。

材　料

(1) 霍乱弧菌革兰染色和鞭毛染色示教片。

(2) 霍乱弧菌(可以用水弧菌代替)的碱性蛋白胨水培养物洁净凹载玻片。

内　容

(1) 观察霍乱的菌体形态、革兰染色性、排列方式。

(2) 观察霍乱弧菌鞭毛染色示教片,注意鞭毛的位置及数量。

(3) 取霍乱弧菌液体培养物,悬滴法观察动力(具体方法见"实验八"中的"悬滴法"),观察细菌穿梭样或流星样的运动。

结　果

(1) 霍乱弧菌革兰染色镜下的典型形态为革兰阴性,菌体略弯曲为弧形,呈括号状或逗点状(图 15.1)。

(2) 悬滴法以高倍镜观察霍乱弧菌可见霍乱弧菌运动非常活泼,呈鱼群样穿梭运动或流星样运动。

(3) 霍乱弧菌鞭毛染色后油镜下观察可见霍乱弧菌有单鞭毛。

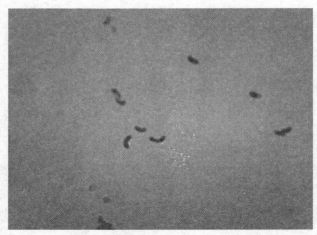

图 15.1　霍乱弧菌革兰染色镜下形态
（见 218 页彩图）

霍乱弧菌的分离鉴定程序

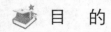 **目　的**

掌握霍乱弧菌的主要生物学特性和分离、鉴定方法。

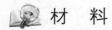 **材　料**

（1）菌种：霍乱患者粪便标本。

（2）培养基：碱性蛋白胨水培养基、霍乱弧菌分离培养基（碱性琼脂平板/硫代硫酸盐-柠檬酸盐-胆盐-蔗糖（TCBS）琼脂平板/4 号琼脂平板）、糖发酵液体培养基（麦芽糖、蔗糖、甘露醇、阿拉伯胶糖）。

（3）试剂：5 g/L 去氧胆酸钠水溶液、氧化酶试剂、吲哚试剂、浓硫酸、霍乱弧菌多价免疫血清、生理盐水等。

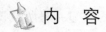 **内　容**

一、霍乱弧菌在碱性蛋白胨水中的生长现象

1. 方法

将霍乱弧菌接种在碱性蛋白胨水培养基中，于 37 ℃温箱孵育 18～24 h，观察生长现象。

2. 结果

霍乱弧菌在碱性蛋白胨水中呈均匀混浊，有时在液面上可以生成薄的菌膜。

二、霍乱弧菌在碱性琼脂平板/TCBS 琼脂平板/4 号琼脂平板上的菌落观察

1. 方法

将霍乱弧菌分别接种在碱性琼脂平板/TCBS 琼脂平板/4 号琼脂平板上,于 37 ℃温箱孵育 18～24 h,观察菌落。

2. 结果

霍乱弧菌在碱性琼脂平板上的菌落为较大的、圆形、扁平或略凸起、无色透明或半透明的菌落,菌落表面光滑或有细小颗粒;在 TCBS 平板上因霍乱弧菌可以分解蔗糖产酸,使指示剂溴麝香草酚蓝由蓝色变成黄色,所以菌落及周围呈黄色;在 4 号琼脂平板上,霍乱弧菌因能还原亚碲酸钾,所以菌落中心呈褐色。

三、糖发酵试验

1. 原理

见肠道杆菌实验。

2. 方法

将霍乱弧菌培养物接种在麦芽糖、蔗糖、甘露醇、阿拉伯胶糖发酵管,于 37 ℃温箱孵育18～24 h,观察结果。

3. 结果

试验结果见表 15.1 所示。

表 15.1　霍乱弧菌生化特性

麦芽糖	＋(产酸不产气)
蔗糖	＋(产酸不产气)
甘露醇	＋(产酸不产气)
阿拉伯胶糖	－(不发酵)
黏丝试验	＋
霍乱红试验	＋ (注意:霍乱弧菌的霍乱红试验为阳性,但是其他的非致病性弧菌也有阳性结果,故特异性不强,不能单凭此鉴定为霍乱弧菌)
氧化酶试验	＋ (注意:做氧化酶试验时,所用的细菌应来自普通平板或不含该弧菌发酵糖的平板,否则可导致出现假阳性或假阴性)
玻片凝集试验	＋

四、黏丝试验

1. 方法

将 5 g/L 去氧胆酸钠水溶液和霍乱弧菌的菌落混匀制成浓厚悬液,1 min 内悬液由混浊变

清,并变得黏稠,用接种环挑取时可以拉出丝来为阳性。

2. 结果

霍乱弧菌为阳性。

五、霍乱红试验

1. 原理

霍乱弧菌含有色氨酸酶能分解色氨酸为吲哚,同时霍乱弧菌也能还原硝酸盐为亚硝酸盐,亚硝酸盐与吲哚结合生成亚硝基吲哚,在加入浓硫酸后立即出现玫瑰红色,为霍乱红试验阳性。

2. 方法

将霍乱弧菌接种在含硝酸盐的碱性蛋白胨水中,于 37 ℃温箱孵育 18～24 h,在培养基中加入浓硫酸后立即观察现象。

3. 结果

霍乱弧菌为阳性。

六、氧化酶试验

1. 原理

氧化酶(细胞色素氧化酶)是细胞色素呼吸酶的最终呼吸酶。具有氧化酶的细菌可以将细胞色素 C 氧化,而氧化型细胞色素 C 又可以将盐酸二甲基对苯二胺(或盐酸四甲基对苯二胺)氧化成红色(或蓝色)的醌类化合物。

氧化酶试验的注意事项:

(1) 不要使用含葡萄糖培养基上生长的菌落做氧化酶试验,因为葡萄糖的发酵作用会抑制氧化酶的活性。

(2) 做氧化酶实验应避免接触含铁或含有血细胞的物质,否则易出现假阳性。

(3) 氧化酶试剂在空气中容易被氧化,所以应定期更换并用大肠埃希菌和铜绿假单胞菌的标准菌株做阴性和阳性对照。如果配制时加入 0.1％维生素 C 可以减少自身氧化。

2. 方法

用滤纸条无菌操作蘸取被检菌落少许,用滴管吸取氧化酶试剂,滴加于滤纸条的菌落上,立即观察颜色变化,出现红色(或蓝色)为阳性。

3. 结果

霍乱弧菌为阳性。

七、血清学试验(玻片凝集试验)

1. 方法

取洁净载玻片一张,在左右两边分别滴加一滴生理盐水和一滴霍乱弧菌多价免疫血清,用灭菌接种环取待检菌少许分别在生理盐水和多价血清中混匀。

2. 结果

2～3 min 后观察凝集现象,多价免疫血清中出现凝集,而生理盐水对照中不出现凝集为阳性;两侧均不出现凝集为阴性。霍乱弧菌为阳性。

注意事项

(1) 霍乱是烈性传染病,每个参与霍乱实验的人员必须严格按照生物安全要求进行操作,进入实验室前应熟悉该实验室的有关规章制度和操作方法。

(2) 实验操作中应尽量避免发生事故,一旦不慎因打破器材而导致污染,应由其他人员使用消毒剂(如甲酚皂)喷洒和浸泡污染的地面、衣物和设备等。并立即向负责人报告,以便进一步完善处理。

知识拓展

每一种血清型的霍乱弧菌还可分为古典生物型和 EL Tor 生物型,两个生物型之间的鉴别则需根据霍乱弧菌分型试验。

一、鸡红细胞凝集试验

将鸡红细胞洗涤 3 次后配制成 2.5% 鸡红细胞生理盐水悬液,充分混匀待用。取一滴无菌生理盐水加于一张洁净载玻片上,取待检菌 18 h 培养物在生理盐水中制成浓厚悬液,加一滴上述 2.5% 鸡红细胞悬液充分混匀,1 min 内肉眼观察结果,出现明显凝块者为阳性,古典生物型为阴性,而 EL Tor 生物型多为阳性。

二、绵羊红细胞溶解试验

取待检菌 24 h 肉汤培养物 1 mL,加入 1% 绵羊红细胞生理盐水悬液混匀后,置于 37 ℃ 水浴 2 h,初步观察结果,如无溶血现象,再放入冰箱过夜观察最后结果。如有 50% 红细胞被溶解者为溶血试验阳性。古典生物型为阴性,而 EL Tor 生物型多为阳性。

三、噬菌体分型试验

将待检菌接种于肉汤培养基内培养 2 h 后,用接种环取肉汤培养物分别均匀涂布于 2 个普通琼脂平板表面,待干后,一个平板表面滴加第 IV 组噬菌体原液(10^9/mL),另一个平板表面滴加第 IV 组噬菌体常规稀释液(10^6/mL),待干后培养 5 h 观察初步结果,20 h 后观察最终结果。结果表现为全裂解、大部分裂解、半裂解、不透明裂解、弱裂解和不同量的噬菌斑者均为阳性,不裂解者为阴性。第 IV 组噬菌体常规稀释液(10^6/mL)一般仅裂解古典生物型,而不裂解 EL Tor 生物型。原液(10^9/mL)对两型均能裂解。

 思考题

(1) 疑似霍乱病人采集、送检标本时应注意什么?

(2) 第一例霍乱病人的微生物学检查应进行哪些试验?

(3) 一名 40 岁男性患者,在外食用不洁食物后突然发生腹泻,无里急后重,每日排便次数较多,大便量多,每天在 3 000 mL 以上,初为黄水样,不久转为米泔水样,并伴呕吐,初为胃内容物,继而为水样、米泔样。患者述口渴,眼窝凹陷,口唇干燥,血压下降,体温 39 ℃。该患者可能是哪种病原微生物感染? 如何进行进一步的试验室检查?

⏰ 附 录

一、碱性蛋白胨水

1. 成分

蛋白胨 10 g,氯化钠 5 g,蒸馏水 1 000 mL。

2. 配制方法

将上述成分溶解于蒸馏水中,调 pH 为 8.4,分装试管,每管 5~7 mL,高压灭菌 121.3 ℃ (103.43 kPa)15 min,备用。

二、碱性琼脂平板

1. 成分

pH 为 8.4 的牛肉膏汤 100 mL,琼脂 2 g。

2. 配制方法

将琼脂加于牛肉膏汤中加温溶化,调整 pH 至 8.4,煮沸过滤后,高压灭菌 121.3 ℃(103.43 kPa)30 min,待冷至 50 ℃左右倾注平板。

三、4 号琼脂

1. 成分

蛋白胨 10 g,无水亚硫酸钠 3 g,牛肉膏 3 g,猪胆汁粉 5 g,十二烷基磺酸钠 10 g,氯化钠 5 g,1‰雷佛奴尔(依沙吖啶)3 mL,枸橼酸钠 10 g,蒸馏水 1 000 mL。

2. 配制方法

将以上成分混合后调 pH 至 8.0,加琼脂 20 g,煮沸溶化,待冷至 60 ℃左右加入 10 g/L 亚碲酸钾 1 mL 及含 500 U/mL 庆大霉素 1 mL,混匀后倾注平板。

四、TCBS 琼脂

1. 成分

蛋白胨 10 g,枸橼酸铁 10 g,酵母膏粉 5 g,溴麝香草酚蓝 0.04 g,硫代硫酸钠 10 g,枸橼酸钠 10 g,琼脂 14 g,牛胆汁 8 g,蔗糖 20 g,蒸馏水 1 000 mL。

2. 配制方法

除指示剂和琼脂外,将各成分溶解于蒸馏水中,校正 pH 至 8.6,加入指示剂和琼脂,煮沸至完全溶解,并倾注平板。

五、氧化酶试剂

取 1 g 盐酸二甲基对苯二胺(或盐酸四甲基对苯二胺)溶于 100 mL 蒸馏水中即可。

实验十六　厌氧性细菌

厌氧性细菌,简称厌氧菌,是一大群在有氧环境中不能生长或生长不良而在无氧环境中生长更好的细菌总称。根据能否形成芽孢,可将厌氧菌分成两大类:有芽孢的厌氧芽孢杆菌属(或厌氧芽孢梭菌属)和无芽孢厌氧菌。临床常见的厌氧芽孢杆菌属细菌有破伤风梭菌、产气荚膜梭菌、肉毒梭菌及艰难梭菌,主要引起外源性感染。无芽孢厌氧菌是包括多个菌属的球菌和杆菌,大多数为人体正常菌群,主要引起内源性感染。厌氧菌标本在临床处置(如采集、运送、鉴定等)方面与常规细菌的处置是不同的。病原性厌氧菌在形态、培养特性、生化反应等生物学性状上各不相同,可作为鉴别依据,有时还需依据特殊试验进行辅助鉴定。

目　的

(1) 熟悉厌氧菌标本采集和处理常见方法及要求。
(2) 了解厌氧菌的分离与鉴定程序。
(3) 掌握厌氧菌的接种培养方法的原理和常用的培养方法。

厌氧性细菌的生物学性状观察

材　料

(1) 培养基:庖肉培养基、厌氧血琼脂平板或斜面。
(2) 试剂:焦性没食子酸、10% NaOH 液、无菌凡士林、石蜡、蜡烛、厌氧菌的培养物、气体发生袋、钯粒盒。
(3) 器材:无菌滴管、纱布、镊子、厌氧罐、产气袋、水浴锅、气体安瓿瓶、温箱、接种工具、酒精灯等。

内　容

一、厌氧菌标本的采集

(1) 标本采集时不应被正常菌群污染,采集后尽快送检,避免标本干燥和接触空气。
(2) 厌氧菌检查适用于深部组织或无菌部位,与外界相通器官或浅部开放性伤口的浅表组织一般不宜进行厌氧菌检查。不同部位的标本采集方法见表 16.1。

（3）厌氧菌培养常需专用的厌氧培养基,此培养基为新鲜配制,现配现用。临床医师在进行厌氧菌检查前应与实验室联系,以便实验室做好培养基配制和接种培养的准备。

（4）标本采集后运送到实验室,应在 20～30 min 内处理完毕,最迟不应超过 2 h,防止兼性厌氧菌过度生长抑制厌氧菌的生长。

表 16.1　不同部位厌氧菌标本的采集方法

标本来源	采集方法
封闭性脓肿	针管抽取
妇女生殖道	后穹隆穿刺抽取
下呼吸道分泌物	肺穿刺术
胸腔	胸腔穿刺术
窦道、子宫腔、深部创伤	无菌的注射用导管穿入感染部位抽取
组织	无菌外科切开
尿道	膀胱穿刺

二、厌氧菌标本的运送

1. 针筒运送法

此法简单易行,适用于各种液体标本。无菌注射器抽取标本后排尽空气,并将针头插入无菌橡皮塞中即可送检。

2. 无氧小瓶运送法

适用于少量脓液标本的运送。无氧小瓶制备方法为:用无菌青霉素小瓶装入含 0.5 mL 刃天青（0.000 3%）的脑心浸液,刃天青作为氧化还原指示剂（无色为无氧,变色为有氧）,加橡皮塞后用铝盖密封,真空泵抽出空气,充以 N_2 和 CO_2,高压灭菌备用。运送时挑选无色小瓶,用无菌注射器抽取标本后排尽空气,将标本注入瓶中即可送检。若运送标本为血液时,将 50 mL 上述培养液注入无菌小盐水瓶,加橡皮塞后用铝盖密封,真空泵抽出空气,充以 N_2 和 CO_2,高压灭菌,注入 5 mL 待检血液后送检。

3. 标本充盈运送法

此法适用于大量液体标本的运送。用无菌操作将液体标本装满标本瓶,即可驱除瓶中空气,加盖密封后送检。

4. 组织块运送法

将采集的组织块放入密封的厌氧罐中运送。厌氧罐中放入经酸化硫酸铜浸泡过的钢丝绒,表面有金属铜（具有强还原性）,能迅速吸收罐中氧气,造成罐中无氧状态。

5. 厌氧袋运送法

将处于还原状态的血琼脂平板带至患者床边接种,然后将平板放入厌氧培养袋带回实验室。

三、厌氧菌培养法

(一)庖肉培养基培养法——肉渣汤培养法

1. 原理

使用常规牛肉浸液培养基制备过程中的牛肉渣添加适量的液体培养基,因含有不饱和脂肪酸和谷胱甘肽,不仅能吸收氧气,且能降低培养基的氧化还原电势,适用于所有厌氧菌的培养与菌种保存。

2. 方法

(1)煮沸驱气:将新配制的庖肉培养基试管下部浸入水浴锅中煮沸 10 min,驱除其中的氧气,随即放入冷水中迅速冷却备用。

(2)接种细菌:用灭菌接种环挑取厌氧菌的细菌培养物接种于庖肉培养基试管中。

(3)加油封闭:接种细菌后,用无菌滴管吸取煮溶的凡士林加入庖肉培养基试管中,其量达 0.5～1 cm 高度即可。

(4)加热处理:将接种好细菌的庖肉培养基试管置于水浴锅内,80 ℃加热 10 min(杀死除芽孢以外的细菌繁殖体)。本步骤适用于厌氧芽孢杆菌的培养,若为无芽孢厌氧菌的培养可省略此步。

(5)孵育观察:加热处理好的培养基直立放入 37 ℃培养箱 24～48 h 观察结果。

3. 结果

观察凡士林油层下有无气体产生、肉汤是否浑浊、肉渣有无变色。

(二)焦性没食子酸培养法

1. 原理

焦性没食子酸在碱性条件(10% NaOH 液)下生成焦性没食子橙,吸收氧气,造成局部无氧环境,本法适用于单一样本的非严格厌氧菌检查。

2. 方法

(1)接种细菌:灭菌的接种环挑取厌氧细菌,按常规平板分区划线法接种于血琼脂平板上。

(2)吸氧密封:将接种好细菌的培养皿盖子取出扣在试验台上,在平皿盖中央放上纱布块,将称量好的焦性没食子酸(约 0.5 g)放置在纱布块中央,取 0.5 mL 10% NaOH 液加于焦性没食子酸上,立即将已接种好细菌的平皿底皿扣在培养皿盖顶上(图 16.1),随即用吸管吸取熔化的石蜡滴加于平皿底皿四周。纱布块上焦性没食子酸在 10% NaOH 液作用下生成焦性没食子橙,吸收血平板内密封环境中的氧气,四周封住的石蜡隔绝外部氧气的进入,造成无氧环境。

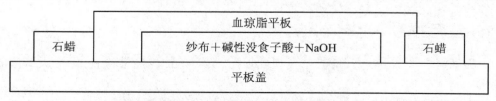

图 16.1　焦性没食子酸法操作示意图

(3)孵育观察:石蜡密封好的血琼脂平板放入 37 ℃温箱孵育 24～48 h,观察结果。

3. 结果

观察血平板上有无细菌菌落生长、有无溶血现象出现。

(三) 厌氧罐培养法

1. 原理

在一个密闭的罐子中应用物理或化学的方法造成无氧环境,常用方法有物理法(抽气换气法)和化学法(冷触酶法)。抽气换气法是用真空泵将罐内空气抽尽,N_2 反复充气和换气 3 次,最后充入 N_2、H_2 和 CO_2 的混合气体,美蓝作为氧化还原指示剂(无氧无色,有氧蓝色)指示罐内厌氧环境。冷触酶法是利用化学反应产生 H_2 和 CO_2,产生的 H_2 和 O_2 在触酶作用下(钯粒)结合成水,消耗 O_2,造成无氧环境,美蓝同样作为指示剂指示罐内无氧环境。

2. 方法

(1) 接种细菌:用灭菌的接种环将细菌接种于血琼脂斜面或平板中。

(2) 催化反应:先将触酶(钯粒盒)及美白指示剂(还原状态)放入罐内,然后将已接种细菌的平板置于罐内,将产气袋(含枸橼酸、苯酚氢钠、硼氢化钠)放入厌氧罐中,剪开产气袋的指定角,加 10 mL 水,立即直立于罐中。打开厌氧指示剂,加盖,凡士林密封。

(3) 孵育观察:将厌氧罐放入 37 ℃温箱,孵育 3～7 天后,取出观察细菌生长情况。

3. 结果

观察培养基上有无细菌生长、有无溶血现象出现。

(四) 气体发生袋培养法

1. 原理

本法原理同冷触酶法,将厌氧罐用无毒、透明的塑料袋代替,化学反应气体及美蓝指示剂制成安瓿瓶,袋内放入钯催化剂。此法较厌氧罐法简单,携带方便,效果理想,但气体发生袋容量有限,每个气体发生袋最多放入 2 块平板,一定程度上限制了使用。

2. 方法

(1) 接种细菌:用灭菌的接种环将细菌接种于血琼脂斜面或平板中。

(2) 催化反应:将气体安瓿瓶和钯催化剂放入袋中,再将已接种细菌的平板放入袋中,立即将袋上部折叠并用弹簧夹夹紧袋口,呈密闭状态。折断气体(H_2 和 CO_2)安瓿瓶,催化化学反应,半小时后折断美白安瓿瓶,不变色则呈无氧状态。

(3) 孵育观察:将气体发生袋放入 37 ℃温箱,孵育 3～7 天后,取出观察细菌生长情况。

3. 结果

观察培养基上有无细菌生长、有无溶血现象出现。

📖❓ 注意事项

(1) 厌氧菌培养要求较高,培养基要现配现用,培养条件应经常检查,保证厌氧菌的厌氧环境。

(2) 多数厌氧菌初代培养生长较慢,故厌氧菌的初代培养结果观察一般可延长 3～7 天。

(3) 厌氧菌分离培养常常失误的原因主要集中在厌氧装置漏气、厌氧环境催化剂失活、厌氧培养基质量低下、充气比例错误等,要仔细核对,寻找原因。

思考题

（1）简述庖肉培养基厌氧培养法原理。
（2）简述焦性没食子酸厌氧培养法原理。
（3）简述气体发生袋厌氧培养法原理。

厌氧芽孢梭菌

厌氧芽孢梭菌是一群革兰染色阳性，能形成芽孢的大杆菌，由于芽孢直径比菌体宽，使菌体膨大呈梭形。该属细菌中只有少数细菌为致病菌，产生强烈的外毒素，引起人类和动物疾病。对人类致病的病原性厌氧芽孢梭菌主要有破伤风梭菌、产气荚膜梭菌、肉毒梭菌和艰难梭菌。这些细菌在形态、培养特性及生化反应等生物学性状上各不相同，可作为鉴别依据。有时部分细菌还需做毒力检测。

目　的

（1）掌握破伤风梭菌、产气荚膜梭菌的形态特点和培养特性。
（2）熟悉破伤风梭菌、产气荚膜梭菌的生化反应。
（3）了解厌氧芽孢梭菌的动物试验方法。

材　料

（1）菌种：破伤风梭菌、产气荚膜梭菌、肉毒梭菌的庖肉培养物。
（2）培养基：庖肉培养基、葡萄糖高层琼脂培养基、厌氧血琼脂培养基、牛乳培养基、卵黄琼脂培养基。
（3）试剂：革兰染色液、焦性没食子酸、10％ NaOH 液、产气荚膜梭菌抗血清。
（4）其他：凡士林、L 形玻璃棒、小白鼠、无菌注射器、无菌吸管、剪刀、镊子、玻片、厌氧袋、厌氧罐等。

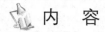

内　容

一、形态观察

1. 方法

用无菌吸管吸取破伤风梭菌、产气荚膜梭菌、肉毒梭菌培养物，按常规方法制备细菌涂片、革兰染色、显微镜油镜下观察。

2. 结果

（1）破伤风梭菌：如图 16.2 所示，革兰阳性细长杆菌，散在排列。芽孢圆形，位于菌体顶端，直径大于菌体，使菌体呈"鼓槌状"，无荚膜，周身鞭毛（革兰染色不易见，鞭毛染色可见）。

（2）产气荚膜梭菌：如图 16.3 所示，革兰阳性粗大杆菌，两端钝圆，单个或呈双排列，有时呈短链状。芽孢卵圆形,直径小于菌体,位于菌体中央或次极端,但标本中常看不到芽孢(在无糖培养基上易见),菌体周围有明显荚膜,无鞭毛。

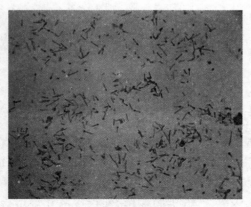

图 16.2　破伤风梭菌的形态
(见 218 页彩图)

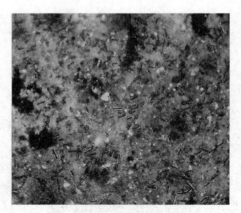

图 16.3　产气荚膜梭菌的形态
(见 218 页彩图)

(3) 肉毒梭菌:革兰阳性较粗大杆菌,两端钝圆,单个或呈双排列,有时呈短链状。芽孢多为卵圆形,直径大于菌体,位于菌体次级端,使菌体呈"网球拍"或"汤匙"状。无荚膜,有周身鞭毛,多为 4～8 根。

二、菌落特征观察

1. 方法

(1) 庖肉培养基:用无菌吸管吸取破伤风梭菌、产气荚膜梭菌、肉毒梭菌培养物滴加于庖肉培养基,煮沸熔化的凡士林密封培养基,置于 37 ℃温箱,孵育 24～48 h,观察细菌的生长情况。

(2) 葡萄糖高层琼脂培养基:用灭菌的接种针挑取破伤风梭菌、产气荚膜梭菌、肉毒梭菌培养物穿刺于葡萄糖高层琼脂培养基(半固体接种方法),熔化的凡士林密封,置于 37 ℃温箱,孵育 24～48 h,观察细菌的生长情况。

(3) 厌氧血琼脂培养基:先用无菌吸管吸取破伤风梭菌、产气荚膜梭菌、肉毒梭菌培养物滴加于厌氧血琼脂培养基,再用灭菌接种环分区划线分离细菌,将接种好细菌的培养皿用厌氧罐法、厌氧袋法或焦性没食子酸法厌氧培养,置于 37 ℃温箱,孵育 24～48 h,观察细菌的生长情况。

2. 结果

(1) 破伤风梭菌:专性厌氧菌。庖肉培养基中生长良好,培养液浑浊,肉渣部分消化,微变黑,有少量气体,可将覆盖于肉汤上面的凡士林上推,有臭味(图 16.4)。葡萄糖高层琼脂培养基中不发酵葡萄糖,不产气,细菌接种线清晰。厌氧血琼脂培养基上呈扩散、迁徙生长,菌落四周有卷发状突起或纤细的细丝形成,似羽毛状,菌落周围有明显的透明溶血环(图 16.5)。

(2) 产气荚膜梭菌:非严格厌氧菌。庖肉培养基中生长迅速,培养液浑浊,肉渣不被消化,呈粉红色,产生大量气体,可将覆盖于肉汤上面的凡士林明显上推(图 16.6)。葡萄糖高层琼脂培养基中发酵葡萄糖,产生大量气体,可将培养基冲成数段,并将覆盖于琼脂上面的凡士林明显上推,细菌接种线模糊。厌氧血琼脂培养基上形成圆形、凸起、光滑、半透明、边缘整齐的菌落。多数菌株在菌落周围出现"双层溶血环",即内层为完全溶血,外层为不完全溶血,均为无色(图 16.7)。

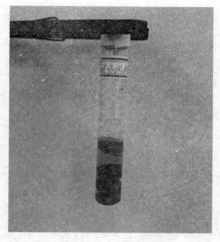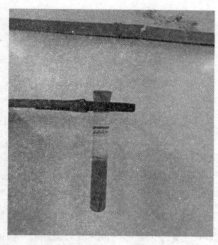

图 16.4　破伤风梭菌在庖肉培养基上生长表现
（见 218 页彩图）

图 16.5　破伤风梭菌在葡萄糖高层培养基上生长表现
（见 218 页彩图）

（3）肉毒梭菌：专性厌氧菌。庖肉培养基中生长旺盛，呈均匀浑浊，易产生少量气体，肉渣消化变黑，有腐败性恶臭。葡萄糖高层琼脂培养基中多数菌株发酵葡萄糖。厌氧血琼脂培养基形成中等偏大、圆形、中心凸起而光滑、边缘不整齐、略带绒毛状的菌落，菌落周围有明显的透明溶血环。

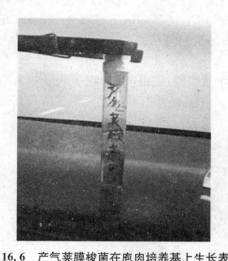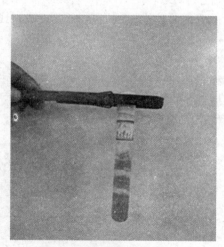

图 16.6　产气荚膜梭菌在庖肉培养基上生长表现
（见 219 页彩图）

图 16.7　产气荚膜梭菌在葡萄糖高层培养基上生长表现
（见 219 页彩图）

三、汹涌发酵试验

1. 原理

产气荚膜梭菌能迅速分解牛乳培养基中的乳糖产酸，使培养基中酪蛋白凝固，并产生大量的气体，将凝固的酪蛋白冲散成海绵状碎块，并将培养基表面密封的凡士林冲至试管塞口处。因为产气荚膜梭菌发酵糖类形势十分汹涌，故此现象称为"汹涌发酵"。

2. 方法

用无菌吸管吸取产气荚膜梭菌庖肉培养物滴加于溴甲酚紫牛乳培养基，置于 37 ℃温箱，孵育 18～24 h,观察结果。

3. 结果

一般产气荚膜梭菌孵育 6 h 即可出现"汹涌发酵"现象,表现为乳糖分解,产酸产气,溴甲酚紫变色,酪蛋白被酸凝固,形成凝块,并被大量气体冲成分散的海绵状碎块,部分培养基甚至冲至试管口塞处。此实验结果可作为鉴定该细菌的重要特征。

四、卵磷脂酶试验和 Nagler 试验

1. 原理

产气荚膜梭菌产生卵磷脂酶既是细菌的重要致病因子,也是重要的鉴定因子。产卵磷脂酶的产气荚膜梭菌能在卵黄琼脂平板上分解培养基中可溶性的磷脂酰胆碱生成磷酸胆碱和不溶性的二酯酰甘油酯,后者能在菌落四周形成不透明的乳白色环,此为卵磷脂酶试验阳性。此反应可被相应的抗血清抑制,若先用卵磷脂酶抗血清涂布于卵黄琼脂平板表面,再将产气荚膜梭菌接种该培养基上,因抗原(卵磷脂)和抗体(抗血清)发生中和反应,导致菌落周围不会形成不透明的乳白色环,此反应称为 Nagler 试验阳性。这两个试验均可证实产气荚膜梭菌产生卵磷脂酶。

2. 方法

先将卵黄琼脂平板划分为两个区域,其中一半区域用 L 形玻璃棒均匀涂上产气荚膜梭菌抗血清,置于 37 ℃ 待干。将产气荚膜梭菌培养物先在未涂布抗血清区域划线接种,然后再将产气荚膜梭菌培养物在已涂布抗血清区域划线接种,置于 37 ℃ 厌氧环境下孵育 24～48 h,观察结果。

3. 结果

未涂布抗血清的平板区域:菌落周围形成较大的、不透明的、乳白色浑浊环。涂布抗血清的平板区域:菌落周围没有形成不透明的、乳白色浑浊环。此实验可用于产气荚膜梭菌与其他厌氧芽孢梭菌的鉴别诊断(图 16.8)。

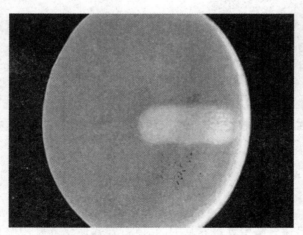

图 16.8　产气荚膜梭菌 Nagler 反应

(见 219 页彩图)

五、破伤风梭菌的动物试验

1. 原理

破伤风梭菌产生的破伤风痉挛毒素可阻止神经-肌肉接头处抑制性神经递质的释放,导致骨骼肌痉挛强直。

2. 方法

取破伤风梭菌的庖肉培养物 0.1 mL 注射小白鼠左后肢肌肉,逐日观察发病情况。

3. 结果

小白鼠发病后出现尾部强直,注射侧肢体麻痹,强制性痉挛,动物在 1~3 天内死亡。

六、产气荚膜梭菌的动物试验

1. 原理

产气荚膜梭菌能产生外毒素和多种侵袭性酶类,可引起溶血、组织缺血坏死和气肿。产气荚膜梭菌接种小白鼠腹腔后,细菌代谢产生的毒素和侵袭性酶能使小白鼠内脏脏器肿胀,并产生许多气泡,病变以肝脏尤为突出,称为“海绵肝”或“泡沫肝”。

2. 方法

用 1 mL 无菌注射器抽取 0.5 mL 产气荚膜梭菌培养物注射小白鼠腹腔,5 min 后将小白鼠断髓处死,置于 37 ℃孵育 4~6 h,观察小白鼠腹腔是否肿胀、气肿,然后解剖小白鼠,观察有无腹腔液渗出和各脏器病理变化,尤其是肝脏的变化。取腹腔液或内脏组织涂片、革兰染色、显微镜油镜下观察细菌形态。

3. 结果

死亡动物孵育取出后发现小鼠腹部肿胀,剖检时腹部放出大量气体,腹腔内有大量渗出液伴恶臭,各脏器均肿胀,并有许多气泡,以肝脏为甚,呈“泡沫肝”。标本涂片、染色后镜检发现镜下有大量革兰阳性粗大杆菌,带有荚膜。

注意事项

(1) 厌氧芽孢梭菌对外界抵抗力很强,实验要严格无菌操作,实验结束后废弃的标本和污染物均要高压蒸汽灭菌或焚烧后方可丢弃。

(2) 产气荚膜梭菌在厌氧血琼脂上形成“双层溶血环”,外层不完全溶血为无色,注意与草绿色链球菌的不完全溶血区别。

(3) 产气荚膜梭菌 Nagler 反应试验中,细菌分区划线的顺序应先接种无抗血清区域再接种含抗血清的区域,避免影响试验结果。

(4) 产气荚膜梭菌在动物体内繁殖迅速,动物试验时注入动物体内的产气荚膜梭菌孵育不宜过长,以免引起动物组织腐败。

思考题

(1) 简述破伤风芽孢梭菌和产气荚膜梭菌的主要形态特点。

(2) 简述破伤风芽孢梭菌和产气荚膜梭菌的主要菌落特性。

(3) 简述产气荚膜梭菌汹涌发酵试验和 Nagler 试验原理及结果。

⏰ 附　录

一、庖肉培养基

1. 成分

牛肉渣 0.5 g,牛肉汤 7 mL。

2. 配制方法

取制备牛肉浸液剩下的并经处理的肉渣,装于 15 mm×150 mm 的大试管内,每管 0.5 g,加入 pH=7.6 的肉汤培养基 7 mL,然后盖上 3～4 mm 厚的熔化凡士林,经 0.11 MPa,121 ℃高压灭菌 15 min 备用。

二、卵黄琼脂平板

1. 成分

胰酪胨 40 g,葡萄糖 2 g,磷酸氢二钠 5 g,50 g/L 硫酸镁 0.2 mL,氯化钠 2 g,琼脂 20 g。

2. 配制方法

将上述成分倾入 1 000 mL 的蒸馏水中,混匀,加热溶解,调节 pH 至 7.3～7.4,0.11 MPa,121 ℃下高压灭菌 15 min,冷却至 60 ℃,加入 500 g/L 蛋黄盐水 100 mL,混匀倾注平板,4 ℃保存备用。

三、溴甲酚紫牛乳培养基

1. 成分

新鲜脱脂牛奶 100 mL,16 g/L 溴甲酚紫溶液 0.1 mL。

2. 配制方法

将溴甲酚紫指示剂加入牛奶中,混匀后分装试管,每管约 5 mL,表面加入已熔化的凡士林,厚度约 5 mm,经 0.055 MPa,111 ℃高压灭菌 20 min。灭菌后的培养基经 37 ℃孵育 24～48 h 无菌生长即可使用。

四、厌氧血琼脂平板

1. 成分

胰酶水解酪蛋白 15 g,氯化钠 5 g,植物胨或木瓜酶消化豆粉 5 g,琼脂 20 g,10 g/L 氯化血红素 0.5 mL,酵母浸出液 5 g,10 g/L 维生素 K_1 1 mL,半胱氨酸 400 mg,脱纤维羊血或兔血 10 mL。

2. 配制方法

将上述成分(除血液外)倾入 1 000 mL 的蒸馏水中,混匀,加热溶解,冷却后调整 pH 至 7.4,经 0.11 MPa,121 ℃高压灭菌 15 min,冷却至 55 ℃,加入无菌脱纤维羊血或兔血 10 mL,混匀后倾注平板。

实验十七　分　枝　杆　菌

分枝杆菌是一类细长略弯曲的杆菌,因繁殖时有分枝生长的趋势而得名。此菌细胞壁中含有大量的脂质,故难以用一般染料染色,需用助染剂并加温使之着色,着色后能抵抗盐酸酒精的脱色,故又称为抗酸杆菌。致病菌主要有结核分枝杆菌及麻风分枝杆菌。

目　的

(1) 掌握结核分枝杆菌的形态及染色特点。
(2) 掌握结核分枝杆菌的培养方法及菌落特征。
(3) 掌握抗酸染色法。
(4) 熟悉分枝杆菌的鉴定方法。

材　料

(1) 菌种:结核分枝杆菌。
(2) 培养基:改良罗琴(L-J)培养基。
(3) 试剂:抗酸染色液、金胺"O"荧光染色液、40 g/L NaOH 溶液、2% H_2SO_4 溶液。
(4) 其他:肺结核患者痰标本、载玻片、木夹、载玻片、小试管等。

内　容

一、结核分枝杆菌形态

(一) 方法

取结核分枝杆菌培养物,按常规方法制备细菌涂片后抗酸染色,其染色方法如下:

1. 初染

将已固定涂片平放于染色架或用染色夹子夹住,滴加石炭酸复红染液数滴,使其覆盖痰膜,并于载玻片下方以微火加热至出现蒸汽(勿煮沸或煮干),持续 5 min,冷却,水洗。

2. 脱色

加 3% 盐酸酒精脱色至无红色染液脱下为止(勿超过 10 min),水洗。

3. 复染

加吕氏美蓝染液复染,直接涂片标本染 0.5 min,集菌涂片标本染 1~3 min,水洗,待干后镜检。

（二）结果

结核分枝杆菌经抗酸染色后，呈红色，菌体细长略弯曲，细菌多单个存在，亦可聚集成团状或索状。

二、肺结核患者痰标本染色

（一）涂片

1. 直接涂片法

用接种环挑取肺结核病人痰标本中脓性或干酪样部分约 0.01 mL，于载玻片中央均匀涂抹成 2.0 cm×2.5 cm 大小均匀的薄涂片；也可待自然干燥后再涂抹一层，制成厚膜涂片。自然干燥，火焰固定。

2. 集菌涂片法

取痰标本 2～3 mL 装入已消毒的广口瓶中，加 2 倍量 40 g/L NaOH 溶液混匀，于 121 ℃高压蒸汽灭菌 20～25 min，冷却后供集菌涂片检查。

（1）离心集菌法：取上述经处理的痰液，3 000 r/min 离心 30 min，弃去上清液，取沉淀物涂片。

（2）漂浮集菌法：取上述经处理的痰液放入细口玻璃容器中，加入适量的灭菌蒸馏水混匀，再加入二甲苯 0.3 mL，置振荡器或手摇振荡 10 min，最后再加灭菌蒸馏水至满瓶口而又不外溢，静置 15 min，取洁净载玻片盖于瓶口，静置 15 min，取下载玻片并迅速翻转，干燥后染色。

（二）抗酸染色法

同上。

（三）金胺"O"荧光染色法

1. 荧光染色

于固定涂片上滴加荧光染液金胺"O"数滴，染色 10～15 min，水洗。

2. 脱色

3％盐酸酒精脱色 3～5 min，至无黄色染液脱下为止，水洗。

3. 复染

用对比染液 0.5％高锰酸钾复染 1～3 min，水洗，干后镜检。

（四）结果

1. 抗酸染色法

油镜下观察，在淡蓝色背景下有红色细长或略带弯曲的杆菌，有分枝生长趋势，为抗酸染色阳性菌。其他细菌和细胞呈蓝色。直接涂片标本中常见菌体单独存在，偶见团聚成堆者（图 17.1）。若在痰、脑脊液或胸、腹水中查见抗酸菌，其诊断意义较大。镜下所见结果的报告标准见表 17.1。

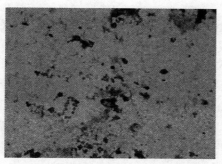

图 17.1　结核分枝杆菌抗酸染色镜下形态

（见 219 页彩图）

表 17.1　抗酸染色法所见镜下分枝杆菌的报告标准

报告方式	镜检结果
一	连续观察至少 300 个不同视野未发现抗酸杆菌
±	300 个视野内发现 1～2 条抗酸杆菌（全部涂膜镜检查 3 遍）
＋	100 个视野内发现 1～9 条抗酸杆菌
2＋	10 个视野内发现 1～9 条抗酸杆菌
3＋	每个视野内发现 1～9 条抗酸杆菌
4＋	每个视野内发现 9 条以上抗酸杆菌

2. 金胺"O" 荧光染色

用荧光显微镜高倍镜下观察，在暗视野下，抗酸菌呈黄绿色荧光，镜下所见结果的报告标准见表 17.2。

表 17.2　金胺"O" 荧光染色法所见镜下分枝杆菌的报告标准

报告方式	镜检结果
一	连续观察至少 300 个视野未发现抗酸杆菌
±	70 个视野内发现 1～2 条抗酸杆菌（全部涂膜镜检查 1～2 遍）
＋	50 个视野内发现 2～18 条抗酸杆菌（全部涂膜镜检查 1 遍）
2＋	10 个视野内发现 4～36 条抗酸杆菌
3＋	每个视野内发现 4～36 条抗酸杆菌
4＋	每个视野内发现 36 条以上抗酸杆菌

三、培养特性观察

（一）标本处理

1. 酸处理法

取 1～2 mL 痰标本于无菌试管内，加 2～4 倍量的 4% H_2SO_4 溶液，混匀后于室温放置 30 min，在此期间振荡痰液 2～3 次，使其液化。

2. 碱处理法

取 1～2 mL 痰标本于无菌试管内,加 2～4 倍量的 40 g/L NaOH 溶液,混匀后置于 37 ℃温箱内放置 30 min,在此期间振荡痰液 2～3 次,使其液化。

3. N-乙酰-L-半胱氨酸-NaOH 法

取痰标本 10 mL,加等量上述消化液,振荡 0.5 min(若标本黏稠,可适当延长消化时间),室温放置 15 min 后加入 0.067 mol/L 磷酸盐缓冲液 20 mL,混匀,2 000r/ min 离心 15 min,弃去上清液。加入少许 PBS 缓冲液,混匀,接种。也可在消化液消化痰标本后,不中和、不离心,直接接种。

(二)接种与培养

取上述经消化处理的标本 0.1 mL,均匀接种于改良罗琴培养基(L-J 培养基),每份标本接种 2 支培养基。将试管倾斜 15°角斜置,于 37 ℃孵育 1 周后再直立于试管架上,继续培养至第 8 周(初次分离培养需 5%～10% CO_2)。

(三)结果

培养 2～4 周可见菌落,菌落呈乳白色或米黄色,不透明,颗粒状、结节状或花菜状(图 17.2)。

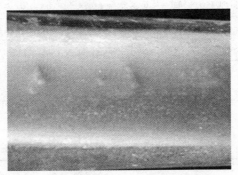

图 17.2 结核分枝杆菌在罗琴培养基上菌落

(见 219 页彩图)

标本接种后应每天观察细菌生长情况,若发现可疑菌落,经涂片染色检查见抗酸杆菌,则随时报告"分枝杆菌培养阳性";培养 8 周未见菌落生长者,报告"分枝杆菌培养阴性",培养阳性者应同时报告生长程度,报告方式见表 17.3。

表 17.3 结核杆菌培养结果报告方式

报告方式	生长结果
培养阴性	无菌落生长
菌落个数	斜面上的菌落在 20 个以下
+	菌落在 20 个以上,占斜面 1/4 以下
2+	菌落占斜面 1/4 以上、1/2 以下
3+	菌落占斜面 1/2 以上、3/4 以下
4+	菌落密集呈菌苔生长

四、耐热触酶试验

1. 原理

非结核分枝杆菌细胞内含有耐热触酶,经 68 ℃加热 20 min 依然保持活性,能够分解 H_2O_2 产生大量气泡。

2. 方法

从固体培养基上取菌落 5~10 mg,加入含 0.067 mol/L PBS 缓冲液 0.5~1.0 mL 的小试管中,制成细菌悬液。将该试管放入 68 ℃水浴 20 min 后取出冷却至室温,沿试管壁缓缓加入 30％ H_2O_2 与 10％ Tween-80 的等量混合液 0.5 mL(需新鲜配制)。勿摇动,于 20 min 内观察结果。

3. 结果

液面出现气泡者为阳性,20 min 内无气泡出现者为阴性。人型和牛型结核分枝杆菌为阴性,其他分枝杆菌为阳性。

 注意事项

(1) 抗酸染色加热时,应注意随时补充染液,以防干涸。勿使染液煮沸或煮干。

(2) 染色完毕,可用吸水纸吸干载玻片上的水分,但用过的吸水纸上可能沾有染色的结核分枝杆菌,故不宜再用于吸干第二份标本,以免发生错误诊断。

(3) 接种标本于 L-J 斜面培养基后,应反复倾斜培养基,使标本均匀分布于培养基表面。

(4) 为防止结核分枝杆菌引起医源性传播,所有涉及标本的涂片、接种、生化试验等操作均应在生物安全柜中进行;接种环用后应先放入沸水中灭菌 1 min,再于火焰中烧灼,不可直接在火焰烧灼,以防止环上菌液爆炸造成污染。

(5) 培养前处理痰标本时,不可随意提高试剂的浓度或延长处理时间,以防止杀伤大多数结核分枝杆菌。

(6) 结核是法定的乙类传染病,从痰液中分离和鉴定出结核分枝杆菌,应按有关规定报告相关部门。

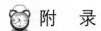 **思考题**

(1) 简要描述结核分枝杆菌的形态特征及其在 L-J 培养基上菌落的特点。

(2) 如何鉴定结核分枝杆菌?

附　录

一、抗酸染色液的配制

1. 石炭酸复红液

取碱性复红乙醇饱和溶液 10 mL,加 5％石炭酸水溶液 90 mL 混合即成。

2. 3％盐酸乙醇

取浓盐酸 3 mL,加 95％乙醇 97 mL 混合即成。

3. 吕氏碱性美蓝液

取美蓝 0.3 g 溶于 95％乙醇 30 mL 中,再加入蒸馏水 100 mL 及 10％氢氧化钾水溶液 0.1 mL 即成。

二、金胺"O"染液的配制

0.1 g 金胺"O"溶于 10 mL 的 95％乙醇中,加 5％苯酚至 100 mL。

三、改良罗琴(L-J)培养基

1. 成分

磷酸二氢钾 2.4 g,马铃薯淀粉 30 g,枸橼酸镁 0.6 g,硫酸镁 0.24 g,天门冬素 3.6 g,甘油 12 mL,2％孔雀绿水溶液 20 mL,新鲜鸡蛋液 1 000 mL,蒸馏水 600 mL。

2. 配制方法

(1) 加热溶解磷酸二氢钾、硫酸镁、枸橼酸镁、天门冬素及甘油于 600 mL 蒸馏水中。

(2) 在上述溶液中加入马铃薯淀粉,边加边搅拌,使成均匀糊状,继续置沸水中加热 30 min。

(3) 将鸡蛋用清水洗净后,置 75％乙醇浸泡 30 min,取出后用无菌纱布擦干,以无菌方法击破蛋壳。将蛋黄蛋白一并收集于无菌烧瓶内,充分搅匀后用无菌纱布过滤,收集蛋液 1 000 mL,加入上述已冷却的溶液中。

(4) 再加入灭菌的 2％孔雀绿水溶液 20 mL,充分摇匀后分装于无菌试管中,每管 7～8 mL,加塞后倾斜放置于血清凝固器内,85 ℃,1 h 间歇灭菌 2 次,检测后置于 4 ℃冰箱保存。

3. 注意事项

(1) 配制该培养基时所用的器皿、试管和纱布均需灭菌后使用。

(2) 鸡蛋、马铃薯为营养物。蛋黄中含有磷、磷脂和一些盐类,蛋白能中和脂肪酸的毒性。甘油、枸橼酸盐补充碳源。硫酸镁等盐类供给镁、钾等元素。天门冬素为氮源。磷酸盐为缓冲剂。孔雀绿可抑制杂菌生长。

四、N-乙酰-L-半胱氨酸-NaOH 溶液的配制

0.1 mol/L 枸橼酸钠溶液 50 mL,加 4％ NaOH 溶液 50 mL,混匀。临用前加入 N-乙酰-L-半胱氨酸(NALC)0.5 g,混匀得标本消化液,置于室温 24～48 h 内使用。

实验十八　白喉棒状杆菌

白喉棒状杆菌俗称白喉杆菌,是白喉的病原体,属于棒状杆菌属。棒状杆菌属的细菌因其菌体一端或两端膨大呈棒状而得名。白喉是一种常见的急性呼吸道传染病,以患者咽喉部出现灰白色的假膜为其病理学特征。该菌能产生强烈的外毒素,进入血液可引起全身中毒症状而致病。

目　的

(1)掌握白喉棒状杆菌的形态染色特性、常用染色方法、培养特性及菌落特点。
(2)熟悉白喉棒状杆菌鉴定试验和测定白喉毒素常用方法。
(3)熟悉白喉棒状杆菌与类白喉棒状杆菌的鉴别要点。

材　料

(1)菌种:白喉棒状杆菌及类白喉棒状杆菌的培养物。
(2)培养基:吕氏血清斜面、血琼脂平板、亚碲酸钾琼脂培养基、尿素卵黄双糖琼脂斜面、Elek平板、葡萄糖、麦芽糖、蔗糖、明胶、尿素、硝酸盐培养基。
(3)试剂:革兰染色液、Albert染色液、白喉抗毒素(DAT)等。
(4)其他:1 mL注射器、剃刀、豚鼠或家兔等。

内　容

一、形态观察

1. 方法

(1)革兰染色法:白喉杆菌固体纯培养物按常规方法制备细菌涂片、革兰染色,于显微镜油镜下观察。

(2)Albert染色法:为最常用的异染颗粒染色法。用白喉咽拭子标本或吕氏血清斜面培养物涂片、干燥、固定,滴加Albert染色液甲液染色3~5 min,水洗、乙液染色1 min,水洗,干后于显微镜油镜下观察。

2. 结果

(1)革兰染色法:典型的白喉棒状杆菌染成革兰阳性,着色不均匀,菌体细长微弯曲,一端或两端膨大呈棒状,同一菌体可染成紫红相间的不同颜色;细菌常以锐角角度成簇状聚集而呈X、Y、W、N、M等字母状或成栅栏状排列。无芽孢、无荚膜,与医学有关的种无动力(见图18.1)。

(2)Albert染色法:白喉棒状杆菌菌体呈蓝绿色,在菌体一端或两端或中央有显著的染色较深的颗粒,数量不定,即为异染颗粒(较菌体粗大),呈蓝黑色(图18.2)。

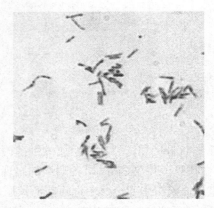

图 18.1　白喉棒状杆菌革兰染色镜下形态
（见 220 页彩图）

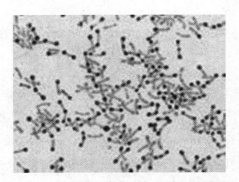

图 18.2　白喉棒状杆菌 Albert 染色镜下形态
（见 220 页彩图）

二、菌落特征观察

1. 方法

将白喉棒状杆菌分别接种于血平板、亚碲酸钾血琼脂平板、吕氏血清斜面或凝固鸡蛋清斜面,置于 35 ℃温箱孵育或 5%～10% CO$_2$ 中孵育 18～24 h。

2. 结果

血琼脂平板:其在血平板上菌落根据生物型的不同而不同,中间型菌株为小、灰色、半透明菌落;轻型与重型菌株为中等大小、白色、不透明菌落;轻型菌株的菌落有狭窄溶血环,重型和中间型无溶血现象。

亚碲酸钾血琼脂平板:白喉棒状杆菌在此培养基上将亚碲酸钾还原成碲元素从而形成黑色或灰黑色菌落。

吕氏血清斜面:可长出细小灰白色、有光泽的圆形菌落或形成菌苔。

液体培养基中:表面生长形成菌膜,同时有颗粒沉淀。

三、生化反应

1. 方法

将白喉棒状杆菌和其他棒状杆菌分别接种于血清糖发酵管(葡萄糖、麦芽糖、蔗糖)、明胶、尿素、硝酸盐培养基,尿素卵黄双糖琼脂斜面,置于 35 ℃温箱孵育 18～24 h,观察结果见表 18.1。若呈阴性反应则延长到 72 h 观察结果。

表 18.1　白喉棒状杆菌和其他常见棒状杆菌的生化反应

	触酶	硝酸盐还原	葡萄糖	麦芽糖	蔗糖	明胶液化	脲酶
白喉棒状杆菌	+	+	+	+	—	—	—
假白喉棒状杆菌	+	+	—	—	—	—	+
干燥棒状杆菌	+	+	+	+	+	—	—
溃疡棒状杆菌	+	—	+	+	—	+(25 ℃)	+

2. 结果

结果见表18.2。

表 18.2　尿素卵黄双糖琼脂斜面上不同棒状杆菌的鉴定

	底层（葡萄糖）	斜面（蔗糖）
白喉棒状杆菌	黄色	不变色
假白喉棒状杆菌	红色	红色
干燥棒状杆菌	黄色	黄色
溃疡棒状杆菌	红色	红色

四、琼脂平板毒力试验（又称 Elek 平板毒力试验）

1. 原理

白喉抗毒素与白喉毒素在琼脂中扩散，在一定部位相遇发生特异性结合，形成肉眼可见的沉淀反应。

2. 方法

将 Elek 琼脂加热熔化，冷至 50～55 ℃，加入 2 mL 无菌小牛血清或兔血清（经 60 ℃，30 min 灭活），混匀后倾注无菌平皿中，在琼脂完全凝固前，将浸有 1 000 U/mL 白喉抗毒素的无菌滤纸条（60 mm×10 mm）置于平板中央，平板置于 35 ℃孵育箱烘干表面水分，将待检菌从滤纸条边缘垂直划线接种至平皿壁，划线宽为 6～7 mm，同时平行于待检菌两侧划线接种标准产毒菌株，做阳性对照，纸条两侧可分别接种 3～4 个菌株，各菌株间相距 10 mm。将平板置于 35 ℃温箱孵育 24 h、48 h 及 72 h，观察结果。

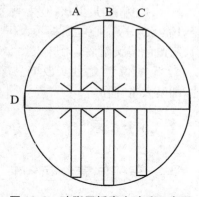

图 18.3　琼脂平板毒力试验示意图

3. 结果

经 35 ℃孵育 24～48 h，若菌苔两侧出现斜向外侧延伸的乳白色沉淀线，并与邻近的标准产毒株产生的沉淀线相吻合，可诊断为产毒株。无毒株经 72 h 不出现沉淀线（图 18.3）。

五、动物体内毒力试验

通常采用豚鼠或家兔进行皮内试验。取待测菌 48 h 肉汤培养液 0.2 mL，注射于豚鼠或家兔去毛的一侧腹壁皮内，5 h 后注射 500 U 白喉抗毒素血清（豚鼠做腹腔注射，家兔做耳静脉注射），30 min 后再次注射同样的肉汤培养液于动物去毛的另一侧腹壁皮内做对照。24～72 h 后，若注射抗毒素前接种培养液的部位发生红肿与坏死，而对照部位不发生任何变化，说明待测菌产生白喉外毒素。该法的优点是试验动物不死亡，用一只动物可同时检测多个菌株。通常用于琼脂平板毒力试验结果可疑者。

六、对流电泳毒力测定

将制好的琼脂板打孔后,一孔加白喉抗毒素,另一孔加待检菌培养液,电泳 30 min 后,若两孔之间出现白色沉淀线为阳性,表明待检菌产生白喉抗毒素。此法简便快速,比琼脂平板毒力试验敏感 10～100 倍,适用于大批量标本的检测。

注意事项

(1) 为保持白喉棒状杆菌毒力,细菌培养物在室温中放置时间不得超过 2 h,在 4 ℃不超过 4 h。毒力试验除用新分离菌株外,须同时有标准菌株做阳性对照。

(2) 糖分解实验时所有生化反应用培养基需用安氏指示剂(Andrade)才能获得满意结果,同时每支糖发酵管中需加无菌兔血清 1～2 滴。

(3) 明胶液化试验观察结果时可将明胶培养基于 25 ℃孵育箱移至 4 ℃冰箱内 5～10 min 后再观察结果,液化的明胶不再凝固为阳性。

思考题

(1) 如何取材进行微生物学检查并明确诊断?

(2) 如何证明分离出来的细菌具有毒力?

(3) 病例学习:男孩,5 岁,因发热、咽喉痛 4 天、呼吸困难入院。查体:发热(39 ℃),心动过速(103 次/分)。心电图提示:ST 上移,二度房室阻滞。颈部淋巴结肿大,咽部及扁桃体有平滑、灰白色假膜附着,无肝大。实验室检查:RBC:4.3×10^{12}/L,WBC:2.3×10^9/L,N:88%,L:12%。影像学:心肌炎改变。病理学:取咽部拭子涂片可见多形核白细胞、纤维素、细胞碎片、细菌大量存在。

附　录

一、吕氏血清斜面

1. 成分

100 g/L 葡萄糖肉汤 1 份,小牛血清(或兔、羊、马血清)3 份。

2. 配制方法

用无菌操作法将上述成分混合于灭菌三角烧瓶中。无菌分装于 15 mm×150 mm 灭菌试管,每管 3～5 mL,将试管斜置于血清凝固器内,间歇灭菌 3 天。第 1 天徐徐加热至 85 ℃,维持 30 min,使血清凝固,置于 37 ℃温箱过夜;第 2 天和第 3 天再用 85～90 ℃灭菌 30 min,取出后置于 4 ℃环境中备用。吕氏血清斜面用于白喉棒状杆菌培养,观察异染颗粒。

二、Albert 染色液

1. 成分

甲液:甲苯胺蓝 0.15 g,孔雀绿 0.2 g,冰醋酸 1 mL,95%乙醇 2 mL,蒸馏水 100 mL。

乙液:碘 2.0 g,碘化钾 3.0 g,蒸馏水 300 mL。

2. 配制方法

甲液:将甲苯胺蓝、孔雀绿放于研钵内,加 95％乙醇研磨使其溶解,然后边研磨边加冰醋酸和水,存储于瓶内,于室温过夜,次日用滤纸过滤后装入棕色瓶中,置阴暗处备用。

乙液:将碘和碘化钾混合,加双蒸水少许,充分振摇,待完全溶解后再加双蒸水至 300 mL。

实验十九 其他细菌/动物源性细菌

动物源性细菌是人畜共患病的病原菌,即以动物为传染源,能引起动物和人类患某些传染病,这些疾病称为动物源性疾病。由人类直接接触病畜或其污染物及被媒介动物叮咬等途径感染而致病,这些病主要发生在畜牧区或自然疫源地。

炭疽芽孢杆菌

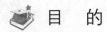 目　的

(1) 掌握炭疽芽孢杆菌的形态、菌落特点。
(2) 掌握炭疽芽孢杆菌的主要鉴定试验。

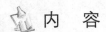 材　料

(1) 菌种:炭疽芽孢杆菌(无毒株)。
(2) 培养基:普通琼脂平板、血琼脂平板、葡萄糖、麦芽糖、果糖、蕈糖、硝酸盐、葡萄糖蛋白胨水、明胶、尿素、枸橼酸盐等各种生化反应培养基。
(3) 试剂:青霉素(50～100 U/mL)、滤纸条(0.3 cm×1.5 cm)、芽孢杆菌噬菌体、抗炭疽荚膜荧光抗体。
(4) 其他:实验动物(小鼠、豚鼠、家兔任选 1 种即可)、载玻片、孔雀绿染液、番红水溶液。

内　容

一、形态观察

1. 方法
炭疽芽孢杆菌固体纯培养物按常规方法制备细菌涂片、革兰染色、显微镜油镜下观察。
2. 结果
为革兰阳性粗大杆菌,两端截平,有时竹节样排列成长链。

二、菌落特征观察

1. 方法
炭疽芽孢杆菌接种于营养琼脂平板、血琼脂平板,于 35 ℃孵育 18～24 h。

2. 结果

炭疽芽孢杆菌在普通琼脂平板上形成灰白色、扁平粗糙、干燥无光泽、不透明、边缘不整齐的菌落,在低倍镜下可见菌落呈卷发状,接种针挑取,能拉起细丝;血平板上为不溶血、灰白色、扁平、边缘不整齐的菌落。

三、生化反应

1. 方法

将本菌接种于葡萄糖、麦芽糖、果糖、蕈糖、硝酸盐、葡萄糖蛋白胨水、明胶、尿素、枸橼酸盐等培养基,于 35 ℃孵育 18～24 h。

2. 结果

本菌分解葡萄糖、麦芽糖、果糖、蕈糖,产酸不产气,触酶阳性,能还原硝酸盐,VP 试验和脲酶阴性,不液化明胶,不利用枸橼酸盐。

四、炭疽杆菌芽孢染色

1. 方法

(1) 石炭酸复红染色法:加 3～4 滴无菌水于小试管中,用接种环取菌于水中,充分搅匀,使菌体分散,制成较浓的菌悬液。然后滴加等体积的(3～4 滴)石炭酸复红液摇匀。将此试管放入沸水浴中煮 10～15 min,使芽孢及菌体着色。取此菌液体 2～3 环在洁净的载片上做成涂片,自然干燥并火焰固定后,在自来水下缓缓冲洗,95％酒精使菌体脱色,再用吕氏美蓝液复染 1～2 min。用水洗去多余染液,轻轻用吸水纸吸去水分,干后镜检。

(2) Schaeffer-Fulton 染色法:常规方法将待检细菌制成涂片,晾干后固定;加数滴 5％孔雀绿染液于涂片处,于载玻片下方弱火加热至染液冒蒸汽并开始计时,维持 5 min。加热过程中要随时添加染色液以防干涸,切勿煮沸或煮干;玻片冷却后水洗,95％酒精脱色;用番红染液复染 2 min;用缓水流洗后,吸干。

(3) 改良的 Schaeffer-Fulton 染色法:加 1～2 滴无菌水于小试管中,用接种环从斜面上取菌于试管中制成浓稠的菌液;加 5％孔雀绿水溶液 2～3 滴于小试管中,搅拌使染料与菌液充分混合;试管浸于沸水浴的烧杯中,加热 15～20 min;用接种环从试管底部挑数环菌液于洁净的载玻片上,制片,晾干后用酒精灯火焰固定;细流水冲洗,95％酒精脱色;加番红染液染色 2～3 min后,倾去染色液,不用水洗,直接用吸水纸吸干。

改良法在节约染料及提高标本质量等方面都较常规涂片法优越,应优先使用。用改良法时,欲得到好的涂片,首先要制备浓稠的菌液,其次是从小试管中取染色的菌液时,应先用接种环充分搅拌,然后再挑取菌液,否则菌体沉于管底,涂片时菌体过少。

2. 结果

先低倍,再高倍,最后在油镜下观察芽孢和菌体的形态,石炭酸复红染色法芽孢呈红色,菌体呈蓝色。Schaeffer-Fulton 染色法及改良的 Schaeffer-Fulton 染色法芽孢呈绿色,菌体呈红色。

五、串珠试验

1. 原理

炭疽芽孢杆菌在含微量青霉素的培养基上生长,由于细胞壁合成被抑制,菌体形态会发生变异,膨胀为大而均匀的圆球体,呈串珠状排列,而其他芽孢杆菌无此现象。

2. 方法与结果

(1) 琼脂薄片法:取普通琼脂加热熔化,按每毫升 0.05～0.5 U 的量加入青霉素,充分摇匀,倒入无菌平皿,厚约 3 mm;待琼脂凝固后,用消毒小刀切成边长为 1.5 cm 的方块移于载玻片上;用接种环滴加待检菌 35 ℃孵育 4 h 的肉汤培养物,置于 35 ℃孵育 1～3 h,取出加盖玻片直接在高倍镜下观察,同时用不含青霉素的琼脂片培养物做对照,可见炭疽芽孢杆菌形态发生明显变化,形成大而均匀成串的圆球状菌体,为串珠试验阳性,对照为链状排列的杆菌。

(2) 滤纸片法:取熔化后的营养琼脂倾注平板(厚约 3 cm),待凝固后,用小刀切成 1.5 cm×3.0 cm 的琼脂块移于载玻片上,用接种环将炭疽芽孢杆菌 4～6 h 肉汤培养物均匀地涂布于琼脂块表面,待干后,用小镊子取 1 张 0.3 cm×1.5 cm 的灭菌滤纸条,浸以每毫升含有 50～100 U 的青霉素液,然后横贴于琼脂块的一端,置于湿盒内,于 37 ℃培养 4～6 h 取出,加盖玻片或直接用高倍镜检查,在青霉素自然扩散的一定范围内可见炭疽芽孢杆菌膨胀为圆球形,并相连呈串珠状。

六、噬菌体裂解试验

1. 方法

取一滴待检菌新鲜肉汤培养物,涂布于营养琼脂平板,待干后将 AP631 炭疽芽孢杆菌噬菌体滴于平板中央或画一直线,置于 35 ℃孵育 18 h。

2. 结果

出现噬菌斑或噬菌带者为阳性。每份标本应做 2～3 个同样的实验,同时做阴性对照。

七、荚膜荧光抗体检测

1. 方法

在固定好的涂片或组织印片上,滴加抗炭疽荚膜荧光抗体,置湿盒内 35 ℃染色 30 min,冲洗去除多余的荧光抗体,干后用荧光显微镜观察。

2. 结果

在荧光显微镜下找到链状排列的大杆菌,菌体周围有绿色荧光荚膜者为阳性。

八、动物实验

1. 原理

接种动物确定致病性是鉴定炭疽芽孢杆菌的重要实验。

2. 方法

将纯培养物接种于肉汤培养液,于 35 ℃孵育 18～24 h,取 0.1 mL 小鼠皮下接种。小鼠于 72～96 h 发病死亡。解剖可见接种部位胶冻样水肿,肝、脾大,血液呈黑色且不凝固。取心血、肝、脾涂片染色镜检及分离培养,可见典型炭疽芽孢杆菌。经小鼠接种后分离培养的阳性率可高于直接分离培养。对小鼠的致病性及其特征,可作为鉴定的依据。如将肉汤培养物 0.2 mL 接种于豚鼠或家兔皮下,该动物于 48～72 h 发病死亡,也可见类似小鼠的病变。蜡样芽孢杆菌对豚鼠或家兔无致病力。

注意事项

　　芽孢染色:选用适当菌龄的菌种,幼龄菌尚未形成芽孢,而老龄菌芽孢囊已经破裂;加热染色时必须维持在染液冒蒸汽的状态,加热沸腾会导致菌体或芽孢囊破裂,加热不够则芽孢难以着色。

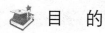 **知识拓展**

　　炭疽芽孢杆菌引起人类、动物共患的炭疽病,属烈性传染病。本菌抵抗力强,能经多种途径感染人类。从事炭疽芽孢杆菌检验的人员应定期接种炭疽疫苗。

蜡样芽孢杆菌

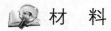 **目　的**

　　(1) 熟悉蜡样芽孢杆菌形态、菌落特点及鉴定试验。
　　(2) 了解蜡样芽孢杆菌活菌计数方法。

材　料

　　(1) 菌种:蜡样芽孢杆菌。
　　(2) 培养基:营养琼脂平板、血琼脂平板、卵黄琼脂平板;葡萄糖、麦芽糖、糊精、蔗糖、水杨苷、乳糖、甘露醇、木糖等糖发酵管;葡萄糖蛋白胨水、枸橼酸盐培养基、醋酸铅琼脂、明胶培养基。
　　(3) 试剂:吲哚试剂、VP 试剂、革兰染液、3%过氧化氢。

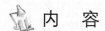 **内　容**

一、形态观察

1. 方法
　　待检标本或蜡样芽孢杆菌纯培养物按常规方法制备细菌涂片、革兰染色、显微镜油镜下观察。

2. 结果
　　可见革兰阳性大杆菌呈链状排列。

二、菌落特征观察

1. 方法
　　蜡样芽孢杆菌接种于营养琼脂平板、血琼脂平板和卵黄琼脂平板,于 35 ℃孵育 18～24 h。

2. 结果

在营养琼脂平板上形成较大、灰白色、不透明、圆形凸起、边缘常呈扩展状、迎光看呈白蜡状的菌落;血琼脂平板上菌落呈浅灰色似磨玻璃状外观,菌落周围形成 β 溶血环。在卵黄琼脂平板上由于产生卵磷脂酶分解培养基中的卵磷脂,菌落周围形成乳白色混浊环。

三、生化反应

1. 方法

将蜡样芽孢杆菌分别接种于葡萄糖、麦芽糖、糊精、蔗糖、水杨苷、乳糖、甘露醇、木糖等糖发酵管和葡萄糖蛋白胨水、枸橼酸盐培养基、醋酸铅琼脂、明胶培养基,于 35 ℃孵育 18～24 h,观察结果。

2. 结果

该菌触酶和卵磷脂酶均为阳性,能分解葡萄糖、麦芽糖、糊精、蔗糖、水杨苷,产酸不产气,液化明胶,利用枸橼酸盐,VP 试验阳性,不分解乳糖、木糖、甘露醇,H_2S 阴性。

四、乳光反应

1. 原理

蜡样芽孢杆菌能产生卵磷脂酶,在有 Ca^{2+} 存在时,能迅速分解培养基中的卵磷脂,生成甘油酯和水溶性磷脂胆碱,故在菌落周围出现乳白色混浊环,称乳光反应或卵黄反应。

2. 方法

用接种针挑取可疑菌落点种在 10%卵黄琼脂平板上,于 35 ℃孵育 3 h 即可观察结果。

3. 结果

孵育 3 h 虽无菌落生长,但在点种处可出现乳白色混浊环,6 h 后混浊环直径可扩大至5～6 mm。用于测定细菌能否产生卵磷脂酶,也可以据此做活菌计数。

五、活菌计数

无菌操作将 25 g 可疑食物绞碎,并用无菌生理盐水稀释成 10^{-3}～10^{-1}/g 的乳悬液。

1. 方法

(1) 乳光反应计数法:取各稀释度的悬液 0.1 mL 分别接种于卵黄琼脂平板上,用 L 形玻璃棒涂布均匀,置于 35 ℃孵育 6 h,观察结果,本菌在此平板上产生乳光反应,易于识别和计数。

(2) 倾注平板计数法:按照食品微生物检验和医药化妆品检验国家标准(GB)的要求处理样品;将标本用无菌生理盐水稀释,各稀释度悬液 1 mL 分别注入直径为 90 mm 的无菌平皿,将熔化冷却至 45 ℃左右的营养琼脂 15 mL 倾入,立刻在平面上向同一方向平稳转动,使之混匀,冷凝后翻转平板,于 35 ℃孵育 24～48 h,每个稀释度做两个平皿。计数菌落形成单位。

2. 结果

平板所记菌落数乘以稀释倍数,即为每毫升样品所含活菌数。一般认为每毫升或每克食物中蜡样芽孢杆菌的活菌数大于 10^5 时,即有发生食物中毒的可能。

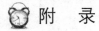 附　录

卵黄琼脂平板配制方法如下:

1. 成分

胰酪胨 40.0 g,磷酸氢二钠 5.0 g,葡萄糖 2.0 g,氯化钠 2.0 g,50 g/L 硫酸镁 0.2 mL,琼脂 20.0 g。

2. 配制方法

上述成分用蒸馏水定容至 1 000 mL,加热溶解,调 pH 至 7.3～7.4,121 ℃高压灭菌 15 min,冷至 60 ℃左右时,加入 50%卵黄乳液 100 mL,摇匀,倾入无菌平皿。于 4 ℃环境中保存备用。

 思考题

(1) 简要描述炭疽芽孢杆菌的形态特征。

(2) 如何鉴定炭疽芽孢杆菌?

(3) 简述食品中蜡样芽孢杆菌的检测方法。

实验二十　支原体、衣原体、立克次体、螺旋体

支原体、衣原体、立克次体和螺旋体四体在形态结构、培养特性及致病性方面各有不同,因此,掌握四体中常见病原体的生物学特性及实验诊断方法,对了解其致病性和病原学诊断有重要意义。

支　原　体

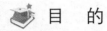 **目　的**

(1) 掌握肺炎支原体、解脲脲原体形态特征及菌落特点。
(2) 熟悉解脲脲原体的分离培养技术。
(3) 熟悉肺炎支原体冷凝集试验原理及临床意义。

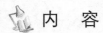 **材　料**

(1) 示教片:肺炎支原体形态和菌落示教片。
(2) 标本:慢性前列腺炎患者的前列腺液、支原体型肺炎患者血清。
(3) 培养基:解脲脲原体选择鉴别性培养基。
(4) 试剂:2%人"O"型红细胞、生理盐水。
(5) 其他:普通光学显微镜、擦镜纸、香柏油、小试管、吸管、L 形玻棒等。

内　容

一、肺炎支原体 Giemsa 染色示教片形态观察

镜下可见肺炎支原体形态为多形性,常呈球形、双球形或丝状形,个体微小,大小不一,染成淡紫色。

二、肺炎支原体菌落示教片观察

低倍镜下可见肺炎支原体菌落呈中心致密、外周疏松的"油煎蛋"样菌落,菌落大小不一(图 20.1)。

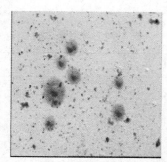

图 20.1　支原体"荷包蛋"样菌落

（见 220 页彩图）

三、解脲脲原体分离培养

1. 方法

（1）标本采集：按摩慢性前列腺炎患者的前列腺，无菌小试管接取前列腺液，接种于解脲脲原体液体培养基中。

（2）分离培养：将接种标本的液体培养基于 5%～10% 的 CO_2 环境、35 ℃ 培养 1～2 天，因解脲脲原体能产生脲酶分解尿素，产生大量氨，可使液体培养基中的酚红指示剂由黄变红，因此当培养基颜色由黄色变为橙红或粉红色，且培养基澄清透亮、无混浊时，可初步判断解脲脲原体培养阳性；然后进一步取 0.2 mL 液体培养物，以无菌 L 形玻棒均匀涂布于固体培养基，于 5%～10% 的 CO_2 环境、35 ℃ 培养 1～5 天，待固体培养基颜色改变后，在低倍镜下观察支原体菌落。

（3）菌落染色镜检：为进一步观察固体培养基上解脲脲原体菌落，可在低倍镜下选择一菌落，用刀片切下带有该菌落的琼脂块，菌落面向下，倒扣于洁净载玻片上，将载玻片上滴加生理盐水一滴，置于酒精灯上加热熔化琼脂，及时放入 90 ℃ 热水洗净表面残余琼脂，自然干燥后，稀释复红单染后镜检。

2. 结果

（1）解脲脲原体形态：镜下可见解脲脲原体形态为多形性，呈现球形、短杆状或丝状型等多种不规则形态，个体微小，革兰染色阴性，但不易着色，一般常用 Giemsa 染色观察，染成淡紫蓝色。

（2）解脲脲原体菌落观察：低倍镜下可见菌落呈红色，中央深，外周浅，形似"油煎蛋"样。

四、肺炎支原体冷凝集试验

1. 原理

肺炎支原体感染患者血清中可产生冷凝集素，在 4 ℃ 情况下，可与人"O"型红细胞或自身红细胞发生凝集，用于支原体性肺炎的辅助诊断。此反应具有可逆性，在 37 ℃ 环境下，红细胞凝集现象消失。

2. 方法

（1）取 8 支小试管，在第一支试管中加入待检血清，然后依次进行倍比稀释，血清稀释度分别为 1∶2，1∶4，1∶8，…，1∶256，最后一管以生理盐水代替血清作为阴性对照。

（2）在每只小试管中分别加入等量 2% 人"O"型红细胞，混匀，4 ℃ 过夜，次日观察实验结果。具体反应见表 20.1。

表 20.1　冷凝集试验

试管号	1	2	3	4	5	6	7	8
待检血清(mL)	0.5	0.5	0.5	0.5	0.5	0.5	0.5	弃去0.5
生理盐水(mL)	0.5	0.5	0.5	0.5	0.5	0.5	0.5	0.5
2%红细胞(mL)	0.5	0.5	0.5	0.5	0.5	0.5	0.5	0.5
血清最终稀释度	1:4	1:8	1:16	1:32	1:64	1:128	1:256	阴性对照

混匀,4 ℃过夜

3. 结果

(1) 观察管底红细胞沉淀形状,轻轻摇动试管,对照管内的红细胞完全分散,无凝集现象。试验管若有明显凝集现象,以最高稀释度血清出现凝集判定效价。

(2) 将出现凝集的试验管再置于 37 ℃,10～30 min,若红细胞完全分开,凝集块消失,则为真正的冷凝集现象。

(3) 一般血清抗体效价在 1:64 以上有辅助诊断意义,急性期和恢复期双份血清相比,效价增高 4 倍以上,亦有诊断意义,表明可能有肺炎支原体感染。

 思考题

(1) 支原体与细菌 L 型均为无细胞壁的原核细胞型微生物,两者有何异同点?

(2) 支原体与细菌人工培养的生长现象有何不同?

(3) 支原体性肺炎能否选用青霉素类抗生素药物进行治疗?

知识拓展

(1) 支原体在生物学性状上有一些特性与细菌 L 型类似,如无细胞壁,形态呈多形性,可通过细菌滤器,对低渗敏感,"油煎蛋"样菌落,但 L 型细菌在外界诱导因素撤除条件下易返祖为原菌,支原体则在遗传上与细菌无关。

(2) 支原体的血清抗体可用于生长抑制试验(Growth Inhibition Test,GIT)和代谢抑制试验(Metabolic Inhibition Test, MIT)以鉴定支原体,其特异性和敏感性高。GIT 是将含有特异性抗血清纸片贴于接种有支原体的固体培养基表面,若两者相对应,则纸片周围菌落生长可受到抑制;MTT 是将支原体接种于一个含有抗血清与酚红试剂的葡萄糖培养基中,若抗体与支原体相对应,则支原体的生长和代谢受到抑制,酚红无颜色改变。此外,利用上述两种试验还可对支原体进行血清学分型。

注意事项

(1) 前列腺液取材时要尽量多取,尽快接种,如不能及时接种,可将标本放入 1 mL 运送保存液中于 4 ℃ 环境中保存,超过 48 h 应放于 -70 ℃ 环境中保存。

(2) 解脲脲原体耐酸不耐碱,在碱性环境下极易死亡,因此,培养时要密切观察培养基颜色变化情况,最好在液体培养基颜色变至橙红色时停止培养,及时转种于固体培养基,若颜色变成桃红色,此时,培养基 pH 多已成碱性,支原体很有可能死亡。

(3) 解脲脲原体在液体培养基中的生长现象标准为:颜色由黄变红,且液体澄清透亮、无浑浊;若液体变红,但浑浊,管底有沉淀,极有可能感染了变形杆菌等其他杂菌,此时,应及时用直径为 0.45 μm 的微孔滤膜过滤,然后将过滤后的液体转种液体培养基,观察其颜色改变和浑浊情况,以确定解脲脲原体是否培养为阳性。

(4) 观察肺炎支原体冷凝集试验结果时,从 4 ℃ 冰箱里取出试管后应立即观察。在溶血性贫血、肝硬化、疟疾、螺旋体病、病毒性腮腺炎并发睾丸炎、传染性单核细胞增多症等疾病情况下,冷凝集试验也可呈阳性反应,但上述疾病无呼吸系统病症,应结合临床症状综合做出判断。因此本试验仅可作为肺炎支原体感染的辅助诊断,不可确诊,在试验阳性结果下,还应充分结合临床症状做出最后诊断。

⏰ 附 录

支原体培养基配制方法如下:

1. 成分

牛肉浸出液 80 mL,蛋白胨 1 g,氯化钠 1.5 g。

2. 配制方法

固体培养基加 14 g/L 琼脂,pH 调至 7.2～7.8,10.43 kPa 下灭菌 15 min,使用前在无菌条件下加入下列各物:无菌马血清(过滤除菌)10 mL,25% 酵母浸膏(高压蒸汽灭菌)10 mL,100 g/L 醋酸铊 2.5 mL,青霉素 G 钾 100 U/mL。配制时可根据支原体种类的不同,加入葡萄糖、精氨酸和尿素,另加酚红指示剂。解脲脲原体培养基 pH 调至 5.0,不加醋酸铊。

衣 原 体

📖 目 的

(1) 掌握沙眼衣原体包涵体形态特征。
(2) 熟悉免疫荧光法直接检测沙眼衣原体方法。

🔬 材 料

(1) 示教片:沙眼衣原体包涵体示教片。
(2) 细胞培养物:沙眼衣原体感染 McCoy 细胞培养物。
(3) 试剂:姬姆萨(Giemsa)染色液、荧光素标记的沙眼衣原体单克隆抗体试剂盒、10% 甘油缓冲液、丙酮、甲醇等。
(4) 其他:普通光学显微镜、荧光显微镜、擦镜纸、香柏油等。

内　容

一、沙眼衣原体包涵体形态学观察

1. 原理

沙眼衣原体为专性胞内寄生,可在结膜上皮细胞或组织培养细胞中形成包涵体,Giemsa 染色可观察其形态、大小及染色性等。

2. 方法

(1) 将细胞培养涂片经甲醇固定 3～5 min,PBS 缓冲液冲洗,自然晾干。

(2) Giemsa 染色 30 min。

(3) PBS 冲洗,干燥,油镜观察。

3. 结果

细胞质内可见染成紫色的形态各异,呈帽形、桑葚形、散在形或填塞形的体积大小不一的包涵体结构。在包涵体中,原体较小染成红色,始体较大染成深蓝或暗紫色。帽形多由始体连续排列形成,形如舌帽或瓜皮帽,大小不一,紧贴于细胞核。桑葚形由原体和始体堆积而成,呈圆形或卵圆形,体积较大,单独或一面依附于细胞核上。散在形由始体组成,圆形或卵圆形,散在于胞浆内。填塞形多由原体堆积而成,充填于整个细胞质内,常将细胞核挤成梭形或其他形状,为巨大包涵体。

二、直接免疫荧光法检测沙眼衣原体

1. 原理

抗沙眼衣原体主要外膜蛋白或脂多糖抗原的荧光素标记单克隆抗体与标本中相应抗原结合后形成抗原抗体复合物,在荧光显微镜下可见发绿色荧光的原体和始体。

2. 方法

(1) 细胞培养物涂片,丙酮固定 30 min,PBS 冲洗,晾干。

(2) 加入荧光素标记单克隆抗体,于 37 ℃湿盒内孵育 45 min。

(3) PBS 洗涤,干燥,10% 甘油缓冲液封片,荧光镜下观察。

3. 结果

荧光显微镜下可见发绿色荧光的原体和始体,呈圆形或卵圆形散在或堆积于胞质及胞核旁。

注意事项

(1) 沙眼衣原体的单克隆抗体应适当稀释后使用,于 −20 ℃冷冻可长期保存,尽量避免反复冻融。

(2) 利用荧光标记法直接检测沙眼衣原体感染,可以消毒涤纶拭子取尿道黏膜或子宫颈内膜上皮细胞,若镜下见发绿色荧光的包涵体数量在 10 个以上,即可确认为衣原体感染。

(3) 所有样品、试剂及对照品均应视为感染性物品处理。

思考题

（1）衣原体发育周期中的原体和始体有什么区别？

（2）何为沙眼衣原体包涵体？经 Giemsa 染色，其形态具有哪些特征？

 知识拓展

（1）应用胶体金免疫层析技术，采用双抗体夹心法可建立衣原体感染检测技术，临床可用于女性宫颈及男性尿道衣原体感染的快速检测。其原理为以硝酸纤维素膜为载体，用抗衣原体脂多糖单克隆抗体和羊抗鼠 IgG 多克隆抗体分别固化于硝酸纤维素膜的测试区和质控参照区，胶体金标记的另一抗衣原体脂多糖单克隆抗体干片贴于标本区，利用微孔膜的毛细管作用，滴加于标本区的标本液体可缓慢向另一侧渗透。若标本中存在待测抗原，则可与胶体金标记抗体结合，形成的抗原抗体复合物渗透到测试区后可被固相单克隆抗体捕获，在膜上显示为红色线条；多余的免疫金复合物可继续前行，至质控区可与固相抗小鼠 IgG 结合，显示红色质控条，以上为阳性反应结果；若无红色线条出现，为阴性结果。

（2）由于衣原体可在宿主细胞内出现包涵体，因此用光学显微镜观察有一定的预诊意义，尤其在眼结膜、尿道及子宫颈上皮细胞内发现典型包涵体更有沙眼衣原体感染的参考诊断价值。但一般来说，包涵体的检出对急重型新生儿包涵体性结膜炎的诊断价值大，对成人眼结膜和生殖道感染的诊断意义次之。

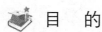 附　录

Giemsa 染液配制方法如下：

1. 成分

Giemsa 染料 0.5 g，纯甘油 33 mL，甲醇 33 mL。

2. 配制方法

将 Giemsa 染料研成粉末状，缓慢加入甘油，搅拌混合，于 60 ℃水浴内间歇搅拌，2 h 后加入甲醇混合制成原液。使用时，将原液以中性蒸馏水 10 倍稀释后使用。

立 克 次 体

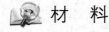 目　的

（1）了解立克次体形态及染色特性。

（2）掌握外斐（Weil-Felix）反应原理、实验方法及结果判定。

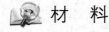 材　料

（1）示教片：恙虫病立克次体示教片（姬姆萨染色）、Q 热立克次体小鼠脾脏示教片（吉曼尼兹（Gimenez）染色）。

（2）染液：姬姆萨染液、吉曼尼兹染液。

（3）已知抗原：OX_{19}、OX_2、OX_k 等菌液。

（4）标本：待检患者血清。

（5）其他：普通光学显微镜、小试管、吸管等。

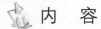 内　容

一、立克次体形态与染色

1. 方法

（1）姬姆萨染色：标本涂片加热固定后，滴加染液，室温孵育 30 min，水洗晾干，油镜下观察。

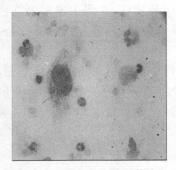

（2）吉曼尼兹染色：标本涂片加热固定，滴加复红染液（使用前 37 ℃水浴预热 48 h）3～5 min，水洗，滴加 0.8％孔雀绿染液 30～60 s，水洗，晾干油镜观察。

2. 结果

（1）姬姆萨染色：镜下可见完整或破碎细胞，细胞核染成紫红色，细胞质染成浅蓝色，恙虫病立克次体染成紫色，两端浓染，多形性，长 0.3～0.5 μm，宽 0.15～0.4 μm，聚集成堆于细胞核旁，亦可散在于胞浆内或胞浆外（图 20.2）。

（2）吉曼尼兹染色：油镜下可见 Q 热立克次体呈鲜红色，短杆状或球杆状，较小，有 0.12～1.5 μm，散在位于胞浆内或胞浆外，亦可聚集成堆，类似包涵体样集落，背景染成绿色。

图 20.2　立克次体姬姆萨染色
（见 220 页彩图）

二、外斐反应

1. 原理

变形杆菌 OX_{19}、OX_2、OX_k 等菌株与立克次体之间有共同的耐热多糖抗原，立克次体为专性胞内寄生的原核细胞型微生物，一般情况下，难以获得特异性的立克次体抗原进行血清学诊断。由于变形杆菌与立克次体有共同抗原的存在，且易于培养，因此临床上常以上述血清型别的变形杆菌代替立克次体做成已知抗原，与患者血清进行非特异性交叉凝集反应，检测血清中有无立克次体抗体，可作为斑疹伤寒、恙虫病等立克次体病的辅助诊断实验。

2. 方法

（1）取无菌小试管 30 支，每排 10 支，一共 3 排。

（2）将待检血清以无菌生理盐水进行连续倍比稀释，依次为 1：10，1：20，1：40 至 1：2 560，在每一横排 1～9 管各加入不同稀释度血清 0.5 mL，每排最后一管加入无菌生理盐水 0.5 mL 代替血清作为阴性对照。

（3）将 OX_{19}、OX_2 及 OX_k 三株变形杆菌菌液，以无菌生理盐水稀释成 9×10^8／mL 菌液后，分别加入 3 排的 10 支小试管内，每管 0.5 mL，最后每只小试管液体总量为 1 mL。

（4）充分混匀后，于 37 ℃温箱孵育过夜，第二天观察试验结果。

3. 结果

最终试验结果参照表 20.2,单份血清凝集效价超过 1∶160 有诊断意义,急性期和恢复期双份血清效价增长 4 倍以上,可作为立克次体病辅助诊断。

表 20.2　外斐(Weil-Felix)反应

立克次体病	OX$_{19}$	OX$_2$	OX$_k$
流行性斑疹伤寒、地方性斑疹伤寒	+++	+	−
恙虫病	−	−	+++
Q 热	−	−	−
斑点热	++	+++	−

 注意事项

(1) 试验结果观察应在光亮处先观察管底凝集状态,然后轻轻摇动判定试验结果,不可剧烈振荡,以免打散管底凝聚物。

(2) 变形杆菌菌液稀释后应及时使用,菌液中有凝聚不散的凝块时,不可使用。

(3) 因布氏杆菌病、回归热及孕妇等人群血清抗体滴度也有所增高,因此,此反应仅可作为立克次体病的辅助诊断,在试验患者血清抗体滴度增高的情况下,应结合临床症状做出最后诊断。

思考题

(1) 细胞内寄生的恙虫病立克次体的 Giemsa 染色特点是什么?

(2) 简述外斐反应的原理及临床意义。

知识拓展

(1) 立克次体革兰染色阴性,但一般着染不明显,因此常用 Gimenez 法、Giemsa 法或 Macchiavello 法染色。一般常用 Gimenez 和 Giemsa 染色法进行观察,其中以 Gimenez 法最好,使用该法着染后,除恙虫病立克次体呈暗红色外,其他立克次体均呈鲜红色。Giemsa 法和 Macchiavello 法则分别将立克次体染成紫色或蓝色和红色。

(2) Macchiavello 染色步骤如下:

① 涂片干燥,加热固定,滴加染色Ⅰ液,4~5 min 后,水洗。

② 立即用新鲜配制的染色Ⅲ液冲洗分色,至粉红色时再以水彻底冲洗干净,一般分色时间不可过长,3~5 s 即可。

③ 染色Ⅱ液复染,10 s,水洗,干燥后镜检。

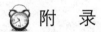 **附　录**

Macchiavello 染液配制方法如下:

1. 染色Ⅰ液(0.25%碱性品红液)配制

取 0.5 g 碱性品红溶于 100 mL 蒸馏水,使用前与等量 pH 7.6 的 PBS 缓冲液混合均匀,用滤纸过滤。

2. 染色Ⅱ液(0.5%次甲基蓝液)配制

取 0.5 g 次甲基蓝溶于 100 mL 蒸馏水,充分混匀。

3. 染色Ⅲ液(0.25%枸橼酸液)配制

取 0.5 g 枸橼酸溶于 200 mL 蒸馏水,充分混匀。

螺 旋 体

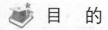 目 的

(1) 掌握问号状钩端螺旋体的培养特性。

(2) 掌握螺旋体镀银染色方法及形态特征。

(3) 熟悉螺旋体显微镜凝集试验原理、操作及结果判断。

(4) 了解梅毒螺旋体血清学筛选和确证试验。

材 料

(1) 标本:待检梅毒血清标本,疑似钩体病患者血液及尿液标本。

(2) 培养基:柯氏(Korthof)培养基。

(3) 试剂:冯泰纳(Fontana)镀银染色液、生理盐水、PBS 缓冲液、TRUST 试剂盒、RPR 试剂盒、TPPA 试剂盒等。

(4) 器材及其他:载玻片、牙签、显微镜、微量吸管、生理盐水、香柏油、二甲苯、微量 U 形反应板、微量加样器、微量移液管、暗视野显微镜等。

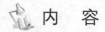 内 容

一、螺旋体镀银染色及形态观察:口腔螺旋体镀银染色法

1. 方法

(1) 滴加生理盐水一滴于载玻片中央,用牙签刮取口腔中牙垢少许与生理盐水混合,涂成均匀薄膜状。

(2) 涂片干燥后,滴加固定液,1 min 后,细流水冲洗。

(3) 滴加鞣酸媒染液,酒精灯火焰加温至有蒸汽冒出,此时计时 30 s,细流水冲洗染液。

(4) 滴加硝酸银染液,微加温,染色 30 s,水洗,镜检。

2. 结果

镜下背景为淡黄褐色至棕黑色,菌体稍弯曲,呈疏螺旋形,染成棕褐或黑褐色(图 20.3)。

二、问号状钩端螺旋体培养技术

1. 标本采集及处理

疑似钩体病患者,发病一周内采集血液标本 2～3 mL,分别取 0.5 mL 或 0.25 mL 接种于柯

氏培养基,一般血液标本与液体培养基比例在 1∶20~1∶10 为宜;发病 1~2 周内,无菌条件下取患者中段尿,低温离心(10 ℃,4 000 rpm,3 min),取沉淀物接种于柯氏培养基。

图 20.3 螺旋体镀银染色后形态
(见 220 页彩图)

2. 培养方法

将接种柯氏培养基置于 28 ℃ 孵育 1~2 周。

3. 结果

第 3 天起每天或定期检查一次,一般在 7~10 天为繁殖高峰期。若有钩体生长,靠近培养基液面部分呈半透明、云雾状混浊状态,轻轻摇动可见絮状物。若培养至 4 周无钩体生长,则为钩体培养阴性。

三、螺旋体显微镜凝集试验

(一)原理

显微镜凝集试验(Microscopic AgglutinaTion Test,MAT)是一种血清学反应,在临床实验室常被用来检测人血清中抗体或用已知血清鉴定分离得到的钩端螺旋体型别,具有型特异性。钩端螺旋体运动活泼,遇到同型免疫血清会发生凝集反应,当血清高倍稀释后与钩体混合,暗视野显微镜下可见数根钩体一端匀连在一起,另一端呈放射状散开,形如蜘蛛状;血清中倍稀释时,菌体既有凝集,又有轻度溶解,此时称为凝集溶解反应;血清低倍稀释时,可使菌体出现强烈的溶解破坏(血清中补体可在数分钟内使凝集的菌体溶解),呈残絮状、蝌蚪状或颗粒状。因此,本实验可用于钩体型别鉴定和钩体病患者血清中抗体效价判断。

(二)方法(微孔板法)

1. 稀释血清

用生理盐水将患者血清按 1∶50、1∶100、1∶150、1∶200、1∶400、1∶800 等比例进行稀释,取上述各稀释度血清 100 μL 加入 96 孔板的每排 1~6 孔中,第 7 孔加 100 μL 生理盐水作为阴性对照。所设排数依标准钩体型别数目而定。

2. 滴加抗原

分别向每排各孔中加入不同型别钩体液体培养物 100 μL,充分混匀后置于 37 ℃ 作用 2 h。

3. 观察

取出微孔反应板,用毛细管取各孔中反应悬液 1 滴置于载玻片上,覆以盖玻片,按照前述暗视野显微镜观察方法,高倍镜下观察结果。见表 20.3。

表 20.3 显微镜凝集试验(微孔板法)

孔　号	1	2	3	4	5	6	7
血清稀释度	1∶50	1∶100	1∶150	1∶200	1∶400	1∶800	阴性对照
被检血清量(μL)	100	100	100	100	100	100	—
生理盐水(μL)	—	—	—	—	—	—	100
不同型别钩体培养物加入不同排每孔(μL)	100	100	100	100	100	100	100
最终血清稀释度	1∶100	1∶200	1∶300	1∶400	1∶800	1∶1 600	—
	37 ℃反应 2 h,暗视野显微镜下观察试验结果						
假定结果	＋＋＋＋	＋＋＋＋	＋＋＋	＋＋	＋＋	＋	—

(三) 结果

暗视野显微镜下开始可见单个螺旋体失去正常形态,然后形成块状或交织成团状,继而溶解成颗粒状。结果判断标准以暗视野下凝集情况与游离活钩体比例进行判定,标准如下:

－:全部钩体呈正常分散存在,无凝集现象,菌体数量与阴性对照孔相同。

＋:约 25％钩体凝集呈蜘蛛状,75％钩体呈游离状态。

＋＋:约 50％钩体凝集呈蜘蛛状,其余 50％钩体呈正常游离状态。

＋＋＋:约 75％钩体凝集或溶解,呈蜘蛛状、蝌蚪状或块状,约有 25％钩体游离。

＋＋＋＋:几乎 100％钩体凝集或被溶解,呈蜘蛛状、蝌蚪状或块状,偶见极少数活钩体呈现游离状态。

以出现＋＋的最高稀释度为该血清凝集效价,凝集效价＞1∶300 或双份血清效价增高 4 倍以上有诊断意义;根据待检菌与相应型别血清发生凝集反应效价可判定待检菌血清型别。

四、非密螺旋体抗原血清试验

本试验采用的抗原为非特异性类脂质,检测快速,成本低,易于观察,适用于大量人群的血清学筛选。目前,通常用甲苯胺红不加热血清试验(Tolulized Red Unheated Serum Test,TRUST)和快速血浆反应素环状卡片试验(Rapid Plasma Reagin Circle Card Test,RPR)两种试验,可根据实际情况选用其中一个进行梅毒螺旋体抗体筛选,下面以 TRUST 为例介绍。

1. 原理

此试验采用抗原为从牛心肌中提取的心磷脂、胆固醇和纯化的磷脂酰胆碱混合构成,其中,心磷脂与梅毒螺旋体有共同抗原成分,可与抗体反应,胆固醇可增加抗体反应敏感性,磷脂酰胆碱可加强心磷脂抗原性。将上述三种成分混合溶于无水乙醇,加入水后,胆固醇析出形成载体,心磷脂和磷脂酰胆碱成胶体状包裹在外周,形成胶体颗粒。将此抗原成分混悬于甲苯胺红溶液,加入待检血清,血清中抗体可与之反应,出现肉眼可见凝集块,根据此法可进行半定量检测,适用于人群大规模筛选试验。

2. 方法

按试剂盒说明书操作。

（1）取待检血清、阳性对照血清和阴性对照血清各 50 μL，加入反应圈内。

（2）将抗原试剂充分摇匀，在上述 3 份血清内各加入 1 滴抗原溶液。

（3）用手旋转摇动反应卡片或置于旋转器上旋转，转速 100 次/min，8～10 min 后，肉眼观察反应结果。

3. 结果

阳性血清标本可见明显红色凝集块或凝集颗粒出现，阴性血清呈红色均匀状态或仅见甲苯胺红颗粒聚集于中央一点，无红色凝集颗粒出现。若待检血清出现阳性反应结果，可根据需要将血清以生理盐水倍比稀释，按下述方法进行半定量试验，判断血清抗体效价。

4. 半定量试验

（1）在卡片的反应圈内各加入 50 μL 生理盐水（一般做 6 个滴度）。

（2）吸取 50 μL 血清加入第一个反应圈内，然后依次倍比稀释（1∶2～1∶64），最后一个反应圈内吸取 50 μL 弃去。

（3）在每个反应圈内各滴加 1 滴抗原试剂，用手旋转摇动反应卡片或置于旋转器上旋转，转速 100 次/min，8～10 min 后，肉眼观察试验结果。结果判定标准如下：

中到大的红色凝集颗粒，液体清亮：＋＋＋～＋＋＋＋，强阳性。

小到中的红色凝集颗粒，液体较清亮：＋＋，阳性。

小的红色凝集颗粒，液体混浊：＋，弱阳性。

仅见甲苯胺红颗粒聚集于中央一点或均匀分散：－，阴性。

五、密螺旋体抗原血清试验

此类试验采用的抗原为梅毒螺旋体或其成分，检测血清中抗梅毒螺旋体 IgG 及 IgM 抗体，一般用于筛选试验后阳性标本的确证试验，常用的有梅毒螺旋体血球凝集试验（Trepomema Pallidum Hemagglutination Assay，TPHA）、梅毒螺旋体明胶颗粒凝集试验（Treponema Pallidum Particle Agglutination，TPPA）、荧光梅毒螺旋体抗体吸收试验（Fluorescent Treponemal Antibody Absorbed Test，FTA-ABS）等。

（一）TPPA

1. 原理

此法是将梅毒螺旋体 Nichols 株的精制菌体成分包被于明胶颗粒载体上，载体颗粒与血清标本中梅毒螺旋体抗体结合可发生凝集反应，据此可进行标本中梅毒螺旋体抗体检测的定性及抗体效价判断的半定量试验。一般用于筛选试验阳性后的确证试验。

2. 方法

室温下按照试剂盒说明进行，定性试验只做 4 孔，半定量试验做 10 孔。

（1）微量加样器将血清稀释液 100 μL 加入微量反应板第 1 孔内，第 2 孔到最后一孔各加入 25 μL。

（2）将待测样本 25 μL 加入第 1 孔内，充分混匀后吸取 25 μL 加入第 2 孔中，以此方法依次倍比稀释至最后一孔，最后一孔吸取 25 μL 弃去。

（3）在第 3 孔中加入 25 μL 未致敏粒子，在第 4 孔到最后一孔分别加入 25 μL 致敏粒子。

（4）用平板混合器以微量反应板内容物不致溅出的强度混合作用 30 s，加盖，室温下水平静置 2 h，24 h 内观察结果。具体反应见表 20.4。

表 20.4　TPPA 实验操作表

孔号	1	2	3	4	5	6	7	8	9	10
标本稀释液（μL）	100	25	25	25	25	25	25	25	25	25
标本（μL）	25	25	25	25	25	25	25	25	25	25 弃25
稀释度	1：5	1：10	1：20	1：40	1：80	1：160	1：320	1：640	1：1 280	1：2 560
未致敏粒子			25							
致敏粒子				25	25	25	25	25	25	25
最终稀释度				1：40	1：80	1：160	1：320	1：640	1：1 280	1：2 560	1：5 120

3. 结果

出现明胶颗粒凝集为阳性，无凝集颗粒为阴性。

阳性：以未致敏粒子（最终稀释倍数为 1：40）反应判断为阴性，致敏粒子（最终稀释倍数>1：80）反应判断为阳性，以出现阳性结果的最高稀释倍数作为血清抗体效价。

阴性：无论未致敏粒子出现何种反应结果，只要致敏粒子（最终稀释倍数为 1：80）反应结果为阴性，试验结果均为阴性。

可疑：未致敏粒子（最终稀释倍数 1：40）反应结果为阴性，且致敏粒子（最终稀释倍数 1：80）反应结果判为可疑时，最终结果定性为可疑。试验结果判定标准如下：

－（不凝集）：明胶颗粒聚集于中央一处，呈纽扣状，四周光滑。

±（可疑）：明胶颗粒浓集，呈四周光滑、圆整的圆环状。

＋（凝集）：明胶颗粒呈大的环状凝集，四周呈锯齿状、不光滑。

＋＋～＋＋＋＋（强凝集）：明胶颗粒完全覆于孔底，呈多角形薄膜状，四周粗糙不整齐。

（二）FTA-ABS

1. 原理

利用非致病性的梅毒螺旋体 Reiter 株吸附待检血清中可能存在的非特异性交叉抗体，然后将血清与梅毒螺旋体抗原混合，再加入荧光标记的抗人 IgG 抗体，荧光显微镜下观察，若血清中有梅毒螺旋体抗体，则在镜下可见有发荧光的抗原抗体复合物。因事先利用吸附试验将血清中的非特异性抗体去除，因此，此试验特异性强，可用于筛选试验后的确证试验。

2. 方法

（1）抗原片制备：将梅毒螺旋体 Reiter 株抗原悬液，于干净载玻片上均匀涂布数个直径约为 5 mm 的菌膜，干燥，甲醇固定。

（2）待测血清处理：待检血清置于 56 ℃水浴灭活 30 min，微量加样器取 50 μL 热灭活血清与 200 μL 吸附剂（非致病性梅毒螺旋体 Reiter 株）混匀，于 37 ℃作用 30 min，以充分去除血清可能存在的非特异性抗体。

（3）荧光染色：将处理后的血清以无菌 PBS 缓冲液进行 1：20、1：40、1：80 至 1：320 等不同程度的倍比稀释。将稀释后的血清分别滴加于抗原菌膜上，于 37 ℃湿盒内孵育 30 min，

PBS 冲洗,PBS 缓冲液中浸泡 5 min,换液 3 次,晾干。在各抗原反应片上滴加荧光素标记的抗人 IgG,湿盒内 37 ℃孵育 30 min,再以 PBS 按前述方法进行浸泡冲洗,自然干燥后甘油缓冲液封片。

(4) 荧光显微镜观察:阳性结果为镜下见有多数荧光菌体,阴性对照无荧光菌体或偶见极少量荧光菌体。

3. 结果

(1) 参照阳性标准血清的荧光强度判断试验结果。

高倍镜下,100%螺旋体出现强荧光:++++。

高倍镜下,约 75%螺旋体出现荧光:+++。

高倍镜下,约 50%螺旋体出现荧光:++。

高倍镜下,约 25%螺旋体出现荧光:+。

高倍镜下,无荧光菌体或偶见极少数发荧光菌体出现:-。

(2) 参照非特异性血清荧光强度判定可疑结果为:++或+。

(3) 参照阴性对照血清判定阴性结果为:-或+。

注意事项

(1) 钩体病患者标本采集应根据发病不同阶段采取相应标本进行钩体培养,一般在发病 7~10 天内取血液,2 周内取无菌中段尿,有脑膜刺激症状者取脑脊液标本检查。钩体生长缓慢,在其生长过程中应注意不被杂菌污染。钩体对理化因素抵抗力较其他致病螺旋体强,在湿土或水中可存活数周及数月,因此在其分离培养过程中应严格遵守无菌操作,防止污染。

(2) 血清学反应试剂盒应购买有国家食品药品监督管理局正式批准文号的专用试剂盒,购买后于 4 ℃冰箱储存,不同批号的试剂盒不可混用。严格按试剂盒说明书要求进行操作:试验前,应先将试剂盒于室温下放置 30 min,充分摇匀后使用,试剂配制后当天使用;专用滴管不可混用;结果应及时进行观察,短期内可放 4 ℃冰箱暂时保存。

(3) TRUST 法及 RPR 法仅为梅毒螺旋体非特异性血清学筛选试验,阴性结果亦不能完全排除梅毒螺旋体感染,阳性结果需进一步做抗梅毒螺旋体抗体确认试验。

(4) TPPA 试验结果为阳性时,应对检测对象进行随访同时结合临床综合判断,结果可疑时,可结合其他确证试验进行实验室复查,以明确诊断。对未致敏颗粒和致敏颗粒均出现可疑结果的标本,按试剂盒说明书利用非致病性梅毒螺旋体 Reiter 菌株制成的吸收液进行吸收试验后再行复查。

(5) FTA-ABS 试验每次均要设阴性、阳性和非特异性血清对照,试验最终结果要参照以上 3 种血清的荧光强度进行综合性判定。梅毒早期患者经过有效治疗后体内血清抗体仍可保持多年阳性,本试验常呈阳性,因此不可将本试验结果作为梅毒治疗的有效判断指标。

(6) 血清学试验完成后,所有样本、器具及废弃液均视为生物危险品,应根据生物安全规定按传染性物品进行处理。

思考题

(1) 不同病程钩体病患者的钩体分离培养应分别取何种标本?

(2) 在柯氏培养基制作过程中为什么要加入磺胺嘧啶钠或 5-氟尿嘧啶?

（3）观察螺旋体为什么不用革兰染色法？

（4）暗视野显微镜直接观察钩体的原理是什么？

（5）如何进行梅毒螺旋体血清学初诊试验和确诊试验？

（6）临床收诊一疑似梅毒患者，应采集何种标本进行微生物学实验室检查？

（7）梅毒血清学确证试验阳性，是否一定就可以判断为梅毒感染？

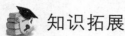 知识拓展

（1）因钩体培养周期较长，为防止钩体生长过程中液体培养基发生污染，可在柯氏培养基中加入 50 mg/100 mL 磺胺嘧啶钠或 5-氟尿嘧啶（5-Fu）100～400 μg/mL。为促进钩体生长，可在培养基中加入维生素 B_{12} 及烟酸（各 1 mg/100 mL），再于 100 ℃加热 30 min。

（2）钩体的分离培养亦可取新鲜动物肾脏（包膜完整），无菌条件下剪取米粒大小接种于柯氏培养基，置于 28 ℃孵育，观察有无钩体生长。

（3）钩端螺旋体观察还可采取暗视野显微镜下直接镜检的方法，方法如下：

① 将钩体培养物制成压滴标本，在暗视野显微镜聚光器上滴加香柏油，将标本置于载物台上，上升聚光器使香柏油与标本紧密接触，先以低倍镜对光，使标本中物体清楚，再在标本片上滴加香柏油，油镜观察。

② 在黑暗的背景下可见钩体闪烁发光，一端或两端弯曲成钩状，运动活泼，可出现翻转或滚动等运动。

（4）梅毒螺旋体血清学确证试验除上述 TPPA 和 FTA-ABS 两种试验外，TPHA 亦是一种常用的梅毒筛选后确证试验，其原理是以生物红细胞为载体，吸附梅毒螺旋体粉碎物作为抗原，检测血清中有无相应抗体。TPHA 敏感性与 TPPA 相差无异，但其特异性较低，其原因可能是两者抗原载体不同，另 TPPA 在工艺上进行了改良，是将纯化的致病性梅毒精制菌株成分包被于人工明胶载体颗粒上，降低了假阳性率。

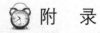 附 录

一、柯氏培养基

1. 成分

蛋白胨 400 mg，氯化钠 700 mg，苯酚氢钠 10 mg，氯化钾 20 mg，氯化钙 20 mg，磷酸二氢钾 120 mg，磷酸氢二钠 440 mg。

2. 配制方法

将上述成分溶于蒸馏水 500 mL 中，煮沸 20 min，滤纸过滤，pH 调至 7.2，三角烧瓶分装，每瓶 100 mL，高压蒸汽灭菌。无菌兔血清于 56 ℃水浴灭活 30 min，在上述 100 mL 培养液中加入热灭活兔血清 8～10 mL，充分混匀，分装于无菌试管，5 mL/管，质控无菌后，置于 4 ℃冰箱内备用。

二、冯泰纳镀银染液

1. 成分

（1）罗吉固定液：冰醋酸 1 mL，甲醛液 2 mL，蒸馏水 100 mL。

（2）鞣酸媒染液：鞣酸 5 g，石炭酸 1 g，蒸馏水 100 mL。

（3）冯泰纳银染液：硝酸银 5 g，蒸馏水 100 mL。

2. 配制方法

使用前取冯泰纳镀银染色液 20 mL，逐滴加入 100 g/L 氢氧化铵液，直至产生棕色沉淀，轻轻摇动后又可完全溶解，出现少量乳白色沉淀为适度。

实验二十一　病原性真菌

目前,发现对人类有致病性的真菌和机会致病性的真菌已经超过百种,按其侵犯的部位和临床表现,可分为浅部感染真菌和深部感染真菌。病原性真菌微生物学的检查常采用大培养法与小培养法,大培养法(沙保弱培养基)用以观察真菌的菌落形态及色素的产生;小培养法可以随时观察真菌的生长形态(如大分生孢子、小分生孢子及孢子柄等),还可以随时观察其生长发育的全部情况,有利于菌种的鉴定。

真菌的形态观察

真菌的细胞结构比细菌复杂,按形态分为单细胞真菌和多细胞真菌两类;单细胞真菌主要为酵母菌和类酵母菌(如隐球菌、念珠菌),呈圆形或椭圆形。多细胞真菌由孢子和菌丝组成,菌丝分枝交织成团形成菌丝体,并长有各种孢子,这类真菌一般称为霉菌。

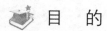 **目　的**

(1) 掌握单细胞真菌的形态特点。
(2) 掌握多细胞真菌菌丝、孢子等形态特点。

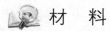 **材　料**

(1) 白色念珠菌(革兰染色法)示教片、新型隐球菌(墨汁负染法)示教片。
(2) 有隔菌丝(丝毛癣菌)示教片、无隔菌丝(毛真菌)示教片。
(3) 大分生孢子(石膏样小孢子菌或絮状表皮癣菌)、小分生孢子(须毛癣菌)、关节孢子(许兰毛癣菌)示教片。

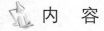 **内　容**

一、方法

1. 乳酸酚棉蓝染色法

取洁净载玻片一块,用透明胶粘贴待检标本菌丝或孢子,将其放入载玻片上,在载玻片上滴加一滴乳酸酚棉蓝染色液,在显微镜下进行镜检观察。

选择此法时要注意:粘贴时不要用力粘太多孢子或菌丝;粘上菌丝或者孢子的透明胶放入载玻片上时,尽量不要移动,要一次放好。

2. 墨汁负染色法

取一滴优质墨汁置载玻片上与被检材料混合,盖上盖玻片于显微镜下观察。

3. 革兰染色法

取待检材料按常规方法制备细菌涂片、革兰染色、显微镜的高倍或油镜下观察。

二、结果

1. 白色念珠菌(革兰染色法)的形态

沙氏培养基上取白色念珠菌进行革兰染色,镜下观察可见革兰阳性的圆形菌体,着色不均匀,比葡萄球菌大 5～6 倍,并见芽生孢子或可观察到假菌丝,出芽细胞呈卵圆形(图 21.1)。

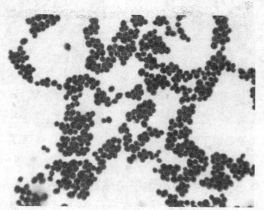

图 21.1　白色念珠菌革兰染色镜下形态

(见 220 页彩图)

2. 新型隐球菌(墨汁负染法)的形态

沙氏培养基上取新型隐球菌进行墨汁负染,镜下观察,在黑色背底上可见大小不等的圆形或卵圆形菌体,有时还可见到芽生孢子,细胞外有一层胶质样荚膜,菌体和荚膜不着色,透明发亮(图 21.2)。

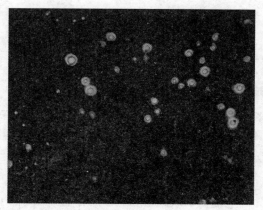

图 21.2　新型隐球菌墨汁负染镜下形态

(见 221 页彩图)

3. 有隔菌丝(丝毛癣菌)

沙氏培养基上取丝毛癣菌进行棉蓝染色,镜下观察可发现真菌细胞间有明显分隔,多为病原性真菌(图21.3)。

4. 无隔菌丝(毛真菌)

沙氏培养基上取毛真菌进行棉蓝染色,镜下观察未发现真菌细胞间有明显分隔,多为非致病性真菌(图21.4)。

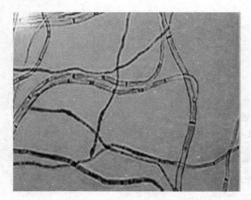 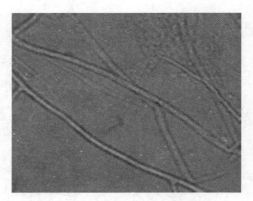

图 21.3　丝毛癣菌棉蓝染色镜下形态　　　　图 21.4　毛真菌棉蓝染色镜下形态
(见 221 页彩图)　　　　　　　　　　　　(见 221 页彩图)

5. 大分生孢子(石膏样小孢子菌、犬小孢子菌或絮状表皮癣菌)

沙氏培养基上取石膏样小孢子菌或絮状表皮癣菌等进行棉蓝染色,镜下观察见到多细胞孢子,常为梭形或棍形,多数具有数个横隔,每个横隔为一个细胞(图21.5、图21.6)。

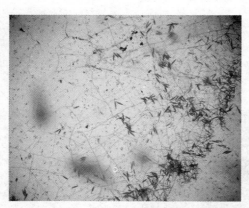 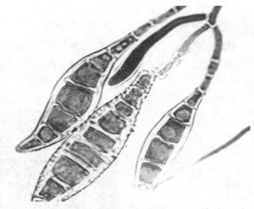

图 21.5　石膏样小孢子菌棉蓝染色镜下形态　　　图 21.6　大小孢子菌棉蓝染色镜下形态
(见 221 页彩图)　　　　　　　　　　　　(见 221 页彩图)

6. 小分生孢子(申克孢子丝菌小分生孢子)

沙保培养基上取申克孢子丝菌进行棉蓝染色,镜下观察见到单细胞孢子,常直接或由小侧枝连接而生长于菌丝的侧面,呈葡萄状或圆形,常见于须毛癣菌或孢子丝菌(图21.7)。

7. 关节孢子(许兰毛癣菌)

沙氏培养基上取许兰毛癣菌进行棉蓝染色,由菌丝分裂首先形成长方形孢子,逐渐变为卵圆形,最后变为游离脱落的单个孢子(图21.8)。

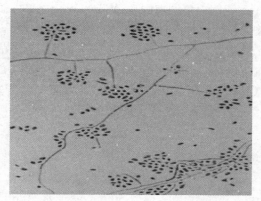

图 21.7 申克孢子丝菌小分生孢子棉蓝染色镜下形态

(见 221 页彩图)

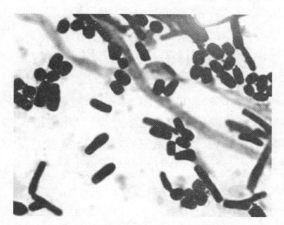

图 21.8 许兰毛癣菌棉蓝染色镜下形态

(见 222 页彩图)

 ## 注意事项

白色念珠菌最好在芽管形成试验和厚膜孢子形成试验完成后再观察其假菌丝和厚膜孢子。

 ## 思考题

（1）真菌的基本结构是什么？

（2）真菌的菌丝有何特点？

（3）真菌的孢子有哪几种类型？大分生孢子和小分生孢子的区别是什么？

知识拓展

中科院微生物研究所研究发现，在模拟宿主环境条件下，白色念珠菌 MTL 杂合型菌株与纯合型菌株一样，也能进行白菌-灰菌形态转换。MTL 杂合型菌株的灰菌菌落和细胞形态与纯合型菌株相似，且灰菌与白菌在不同小鼠感染模型下的毒性具有明显差异。进一步研究发现，转录因子 Rfg1、Brg1 和 Efg1 等作为负调控因子，Wor1、Wor2 和 Czf1 等作为正调控因子，协同调控白菌-灰菌形态转换关键基因 Wor1 的表达，从而决定 MTL 杂合型菌株形态的建成。该研究揭示了白色念珠菌白菌-灰菌形态转换的普遍性特征，增进了对该菌宿主微环境适应、致病性和有性生殖中的认识，修改了白菌-灰菌形态转换调控理论，并为预防和治疗念珠菌病提供了新的思路，具有重要的临床意义。

 附　录

乳酸酚棉蓝染色液的配制方法如下：

1. 成分

苯酚 20 mL，乳酸 20 mL，甘油 40 mL，棉蓝 50 mg，蒸馏水 20 mL。

2. 配制方法

将上述成分混合，稍加热溶解，然后加入棉蓝 50 mg，混匀，过滤即可。

真菌的培养与菌落观察

真菌能分泌多种酶使有机物降解成可溶性营养成分，吸收至细胞内进行新陈代谢。大多数真菌对营养的要求不高，在常用的沙氏培养基上生长良好，培养温度为 37 ℃（酵母型和类酵母型）或 25～28 ℃（丝状真菌），多数病原性真菌生长缓慢，培养 1～4 周才出现典型菌落。真菌菌落一般有三种类型：酵母型菌落、类酵母型菌落和丝状型菌落。

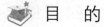 目　的

（1）掌握真菌的培养方法。

（2）掌握真菌的无菌操作技术。

（3）了解各种真菌菌落的特点。

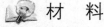 材　料

（1）标本：皮屑、甲屑或断发；新型隐球菌菌落、白色念珠菌菌落、皮肤丝状菌菌落。

（2）培养基：沙保培养基。

（3）试剂：75％酒精。

（4）其他：接种针、温箱、无菌玻片、盖玻片、钢环（带有缺口）、石蜡等。

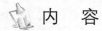 内　容

一、大培养法

（1）标本（如皮屑、甲屑或断发）用 75％酒精浸泡数分钟，杀死表面杂菌，以灭菌生理盐水洗涤。

（2）按无菌操作法用接种针将标本接种在含青霉素、链霉素的沙保弱斜面培养基上，每支

斜面接种数块毛发或皮屑,每种标本接种 2~3 支。

（3）试管口塞好塞子,用硫酸纸包好,置于 25 ℃温箱培养 48~72 h。

二、小培养法

1. 小块琼脂玻片培养法

（1）用无菌操作法将制好的待用琼脂平板用无菌接种针或接种环切成大约 1 cm² 的方块,将其放置于灭菌的载玻片上。

（2）将标本或待检菌接种于琼脂块四周边缘靠上方部位,然后用无菌镊子取一无菌的盖玻片盖在琼脂上。

（3）在无菌平皿内放入少量无菌水和一个无菌 U 形（或 V 形）玻璃棒,将此载玻片置于玻璃棒上,盖上平皿盖,放置 25 ℃温箱培养一周。

2. 钢环法

（1）用无菌镊子取无菌小培养钢环,环的两面分别蘸取熔化的固体石蜡,平置于无菌载玻片上,另取一无菌盖玻片,在酒精灯火焰上加热后覆盖于钢环上,待冷后,小培养钢圈即被固定于载玻片与盖玻片之间。

（2）用毛细滴管吸取熔化的培养基,从钢环上端孔注入,注入量占容积的 1/2 即可。

（3）培养基冷却凝固后,用接种针挑取材料,由上端孔接种于环内培养基上。

（4）置湿盒内,室温或 25 ℃环境下培养一周。

三、结果

培养 2~3 天后,逐日观察,镜下可连续看到真菌生长过程及菌丝、孢子等特征,一般 7 天左右即可形成典型菌落。3 周不生长者可判断为阴性。如长出菌落,应逐日观察菌落形态及颜色变化,并挑取菌丝置载玻片上,镜检,观察菌丝及孢子特点。本试验观察真菌的三类菌落:酵母型菌落、酵母样菌落及丝状菌落。

1. 酵母型菌落

在沙氏培养基上,新型隐球菌的菌落为酵母型菌落。其菌落为圆形,较大,白色,边缘整齐,表面光滑湿润,无菌丝长入培养基内,外观与表皮葡萄球菌的菌落相似,但较细菌性菌落偏大。

2. 类酵母样菌落

白色念珠菌在沙氏培养基上,菌落呈灰白色,可有与酵母型真菌相似的菌落,不同的是它有假菌丝长入培养基内,呈树枝状。

3. 丝状菌落

各种皮肤丝状真菌在沙氏培养基上生长的菌落大部分均有气中菌丝,呈絮毛状、粉末状、棉絮样等,故称为丝状菌落,此外还有营养菌丝长入培养基内。例如,红色毛菌的菌落表面呈白色棉絮样转为粉末状,背面呈红紫色;石膏样小孢子菌的菌落呈浅黄色或棕黄色毛状及粉末状。

注意事项

1. 观察菌落形态时的注意事项

（1）菌落性质:是酵母菌还是霉菌。

（2）菌落大小:一般病原性真菌菌落小,而条件致病性真菌菌落大。

（3）菌落颜色：一般病原性真菌颜色淡，污染真菌颜色深。

（4）致病性真菌菌落下沉，污染性真菌菌落不下沉；致病性真菌有时使培养基开裂，但污染霉菌很少引起培养基开裂。

2. 其他

接种临床新鲜标本可先加 1～2 滴 75％酒精浸泡，晾干后再接种于含 12.5％氯霉素的沙氏培养基上。

 思考题

（1）类酵母菌的假菌丝是怎样形成的？与霉菌的真菌丝有何区别？

（2）真菌菌落与细菌菌落在培养和形态上有何区别？

（3）真菌培养与细菌培养有何区别？

 知识拓展

1. 真菌培养基质控标准

（1）培养基无菌试验合格。

（2）培养基营养性试验合格（接种霉菌比在其他培养基上生长良好，其他菌生长不好）。

2. 假丝酵母菌

俗称念珠菌，生物学分类为半知菌亚门、半知菌纲、隐球菌目、假丝酵母菌属。本菌属有 81 种，其中有 11 种对人有致病性，以白假丝酵母菌为最常见的致病菌。此外，热带假丝酵母菌、克柔假丝酵母菌和光滑假丝酵母菌也较多引起疾病。

白假丝酵母菌通常存在于人的口腔、上呼吸道、肠道和阴道黏膜上，当机体发生正常菌群失调或抵抗力降低时，可引起各种念珠菌病。常可引起女性阴道炎、外阴炎；男性念珠菌龟头炎、包皮炎；体质虚弱者的鹅口疮、假丝酵母菌性肠炎、肺炎、膀胱炎、肾盂肾炎和中枢神经系统白假丝酵母菌病，如脑膜炎、脑膜脑炎、脑脓肿等。此外，因心瓣膜手术可引发念珠菌性心内膜炎、长期用静脉内导管可引起全身性假丝酵母菌病，病死率极高。

 附　录

沙保弱（sabouraud）斜面培养基配制方法如下：

1. 成分

蛋白胨 10 g，葡萄糖（或麦芽糖）40 g，琼脂 20 g，蒸馏水 1 000 mL。

2. 配制方法

将上述物质称好，放入水中煮沸溶解，调 pH 至 5.5，分装于中号试管（约 4 mL），包扎，高压 115 ℃、20 min，灭菌后趁热摆好斜面，凝固备用。

病原性真菌的临床标本检查法

真菌性感染主要分为浅部感染真菌和深部感染真菌。浅部感染真菌有亲嗜表皮角质特性，侵犯皮肤、指甲及须发等组织，感染后顽强繁殖，发生机械性刺激损害，同时产生酶及酸等代谢产物,引起炎症反应和细胞病变。深部感染真菌可侵犯皮下、内脏及脑膜等处,引起慢性肉芽肿及坏死。浅部感染真菌临床检查的标本可取病变部位鳞屑、病发或甲屑,深部感染真菌临床检查的标本则取病变部位的痰、脓、血、尿、便、脑脊液、胸腔积液及分泌物等。本节仅介绍浅部感染真菌标本直接镜检的形态。

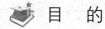 目　的

掌握病原性真菌直接镜检的方法。

材　料

(1) 标本:毛发、皮屑、皮肤、指(趾)甲。
(2) 试剂:10%氢氧化钾溶液。
(3) 器材:载玻片、盖玻片、10%氢氧化钾。

内　容

1. 标本采集

毛发:头癣,可用拔毛镊子拔取病变部位的断残头发或带有白色菌鞘的病变部位的毛发。

皮屑:手足癣、体股癣宜用外科圆头钝刀轻轻刮取病变边缘或指(趾)间皮屑。

甲癣:甲癣可用小刀刮取病变部位的指(趾)甲深层碎屑。

皮肤、指(趾)甲:病变部位先经 1 : 10 000 新洁儿灭洗涤后刮取标本。

2. 方法

(1) 将毛发、皮屑、指(趾)甲置于洁净的载玻片上,然后滴加 10%氢氧化钾溶液 2~3 滴,并加盖玻片。

(2) 在火焰上方徐徐加温,使组织细胞溶解,标本透明便于观察,但切勿过热产生气泡或烧干。

(3) 待冷后,轻压盖玻片使溶解的组织分散,即可用高倍物镜检查。

3. 结果

此种未染色标本,宜在光线稍暗条件下镜检,如发现明显的菌丝及孢子即可诊断为真菌性感染。若需要确定为哪种真菌时,则要进行分离培养与鉴定。

注意事项

(1) 标本采集要适宜。

(2) 一般真菌标本须在用药前采集,对已用药者则需停药一段时间后再采集标本。

(3) 在标本采集时要严格无菌操作,并进行消毒处理,要避免杂菌污染。

(4) 对采集的标本应立即送检,标本采集后最长不得超过 2 h。

思考题

(1) 常见的皮肤癣菌有哪些? 各侵犯哪些部位?

(2) 在显微镜下观察手足癣真菌标本时,常用哪种物质处理标本?

（3）鉴定真菌的主要微生物学检查方法是什么？

 知识拓展

深部真菌病的脑脊液的检查：将脑脊液离心沉淀后，取沉淀物一滴置于洁净的载玻片上，并加一滴墨汁混匀，上覆以盖片，用油镜检查，如观察到有厚荚膜的圆形或卵圆形细胞，不着色，即可初步诊断为新型隐球菌感染。进一步确诊，尚需做分离培养白鼠毒力试验。

实验二十二　病毒学的基本实验

病毒性疾病在人类疾病中占有十分重要的地位。病毒是非细胞型微生物,病毒感染的检查方法不同于细菌等其他微生物,其主要包括形态学检查、细胞培养、鸡胚接种、免疫学及分子生物学检测等。

病毒的形态观察

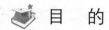 **目　的**

(1) 掌握病毒形态学检查的方法。
(2) 熟悉常见的病毒包涵体,了解病毒包涵体检查的临床意义。

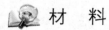 **材　料**

(1) 狂犬病病毒、麻疹病毒包涵体示教片(HE 染色)。
(2) 流感病毒、冠状病毒、狂犬病病毒电镜照片。

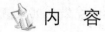 **内　容**

一、光学显微镜下观察狂犬病病毒及麻疹病毒包涵体

狂犬病病毒是在犬中枢神经细胞胞质内形成的嗜酸性包涵体,即内基小体(Negri Body),神经细胞呈三角形,细胞核呈蓝色,细胞质呈淡红色,包涵体被染成鲜红色,呈圆形或椭圆形(图 22.1)。麻疹病毒在细胞中增殖引起细胞融合形成多核巨细胞、可见核内或胞质内形成嗜酸性包涵体(图 22.2)。

二、流感病毒、冠状病毒、狂犬病病毒电镜下形态

流感病毒一般为球形,直径为 80～120 nm,初次从患者体内分离出的病毒有时呈丝状或杆状;冠状病毒由于病毒包膜表面广泛伸出花瓣状突起,病毒颗粒的外形如日冕或冠状;狂犬病病毒外形呈子弹状,长 100～300 nm,直径为 60～85 nm。

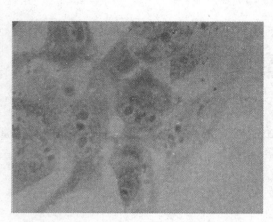

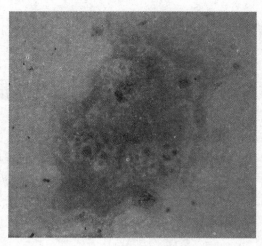

图 22.1　狂犬病病毒包涵体(HE 染色,×400)
(见 222 页彩图)

图 22.2　麻疹病毒包涵体(HE 染色,×400)
(见 222 页彩图)

 思考题

(1) 请绘出光学显微镜下观察到的狂犬病病毒及麻疹病毒包涵体。

(2) 检查病毒包涵体有何临床意义?

 附　录

HE 染色法步骤如下:

(1) 用磷酸盐缓冲液漂洗感染细胞,并换液 3 次。

(2) 将盖玻片在 Zenker 固定液中放置 24 h 或于室温下过夜,使细胞固定在盖玻片上。

(3) 用冷流水漂洗,将盖玻片放入 80% 乙醇中脱水,在碘酒中浸 1 min,除去汞沉淀物,水洗。浸入 5 g/L 硫代硫酸钠水溶液中 1 min,除去过剩的碘,水洗。

(4) 用苏木精染色 1~2 min,水洗。

(5) 用 10 g/L 氢氧化胺进行区分染色 3~5 s 或直至出现蓝色为止,水洗。

(6) 用 0.5% 伊红乙醇液进行对比染色 1~2 min,于 100% 乙醇中迅速脱水 2 次。

(7) 于二甲苯中清洗 2 次,每次 1 min。

(8) 将有细胞的一面向下覆盖在载玻片上,加中性树脂封片固定,光学显微镜观察。

病毒的培养方法

目前病毒的分离与鉴定仍是病毒感染性疾病病原学诊断的"金标准",病毒分离常用的方法有鸡胚培养、组织细胞培养及动物接种。

 目　的

(1) 掌握病毒鸡胚培养的基本方法。

（2）熟悉单纯疱疹病毒、流行性感冒病毒、乙型脑炎病毒等常用的鸡胚接种途径。

（3）掌握原代单层细胞培养方法。

（4）了解病毒动物接种的方法。

 ## 材　料

（1）病毒液：Ⅱ型单纯疱疹病毒悬液、流行性感冒病毒悬液、乙型脑炎病毒悬液、鼠肺适应株流感病毒液。

（2）动物及鸡胚：小白鼠、来亨鸡受精卵、9～11 日龄鸡胚。

（3）试剂：细胞生长液、细胞维持液、2.5 g/L 胰酶、青霉素、链霉素、5.6％$NaHCO_3$、Hanks 液、无菌蒸馏水、无菌生理盐水、2.5％碘酒、70％乙醇。

（4）器材及相关：检卵灯、卵盘、开卵钻、镊子、手术刀、剪刀、橡皮乳头、透明胶带、培养瓶、培养皿、96 孔培养板、1 mL 注射器、吸管、滴管、三角烧瓶、小试管、水浴箱、CO_2 培养箱、倒置显微镜等。

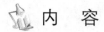 ## 内　容

一、鸡胚培养

将表面光滑干净的来享鸡受精卵，置于 38～39 ℃孵卵器内孵育，相对湿度为 40％～70％，每日翻动鸡胚 1 次。第 4 天起，用检卵灯观察鸡胚发育情况，淘汰未受精卵；受精卵可见清晰的血管和鸡胚的暗影，随着转动鸡胚可见胚影活动。以后每天观察一次，生长良好的鸡胚孵育到适当的胚龄，用以下方式接种病毒液进行培养：

1. 绒毛尿囊膜接种

（1）取 12 日龄鸡胚，在检卵灯下标记出胚胎位置及大血管处。在无大血管走行的卵壳处消毒后用小锯片在其上锯一三角形窗，同时用无菌刀尖在气室顶部开一小孔。

（2）用针头挑去三角形窗处的卵壳，勿伤及壳膜，滴加无菌生理盐水 1 滴于壳膜上。用橡皮乳头从气室小孔吸气，可见羊水被吸下，绒毛尿囊膜下沉，去壳膜后可见壳膜与尿囊膜之间形成人工气室。

（3）吸取 0.2～0.5 mL Ⅱ型单纯疱疹病毒悬液滴于绒毛尿囊膜上，用透明胶带封口。置孵箱 37 ℃孵育 4～5 天后收获。

（4）消毒后剪开气室，绒毛尿囊膜上可见明显疹斑，用无菌剪刀剪下接种面及周围的绒毛尿囊膜，置于无菌培养皿内，低温保存、备用（图 22.3）。

2. 尿囊腔接种

（1）取 9～11 日龄鸡胚，在检卵灯下面划出气室界限，于胚胎面与气室交界的边缘上约 1 mm 处或在胚胎的对侧处，避开血管做一标记，作为注射点。

（2）消毒后，用无菌刀尖在标记处打一小孔。用无菌注射器吸取流行性感冒病毒悬液，从小孔处刺入 5 mm，注入病毒液 0.1～0.2 mL。

（3）用透明胶带封闭注射孔，置于 35 ℃孵育。每日检查鸡胚情况，如鸡胚在接种后 24 h 内死亡者为非特异性死亡，弃之。

（4）孵育 48～72 h 取出，放 4 ℃冰箱里过夜。次日取出鸡胚，消毒气室部位卵壳，用无菌剪

刀沿气室线上缘剪去卵壳,用无菌镊子撕去卵膜。用无菌毛细吸管吸取尿囊液,收集于无菌试管内,备用(图 22.4)。

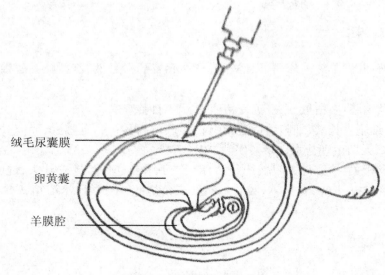

绒毛尿囊膜

卵黄囊

羊膜腔

图 22.3　绒毛尿囊膜接种

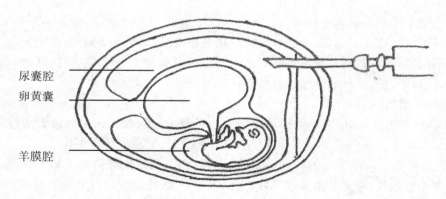

尿囊腔

卵黄囊

羊膜腔

图 22.4　尿囊腔接种

3. 卵黄囊接种

(1) 取 6~8 日龄鸡胚,于检卵灯下面划出气室及胚胎位置,垂直置于卵架,气室端向上。

(2) 消毒气室中央卵壳,用无菌刀尖开一小孔。用装有 12 号长针头的 1 mL 注射器吸取乙型脑炎病毒悬液,自小孔刺入,对准胚胎对侧,垂直接种于卵黄囊内,深度为 35 mm 左右,注入病毒悬液 0.2~0.5 mL(图 22.5)。

(3) 透明胶带封口,置于 37 ℃孵育,每天检卵并翻动 2 次。

(4) 取孵育 24 h 以上濒死的鸡胚,于气室端开窗,用镊子提起卵黄囊蒂,挤出卵黄囊液,用无菌生理盐水洗去卵黄囊上的液体后,将囊置于无菌培养皿内,低温保存、备用。

4. 羊膜腔接种

(1) 取 12 日龄鸡胚,在检卵灯下标出气室及胚胎位置。

(2) 消毒气室部卵壳,在气室顶开一方形窗,选择无大血管处,用无菌镊子快速刺破绒毛尿囊膜进入尿囊后,再夹起羊膜,轻轻地从绒毛尿囊破裂处拉出,以 1 mL 注射器刺破羊膜,注入流行性感冒病毒悬液 0.1～0.2 mL。用镊子将羊膜轻轻送回原位,用透明胶带封闭气室端开窗,置于 35 ℃环境中孵育 3～5 天(图 22.6)。

(3) 收获时,先消毒气室部,剪去壳膜及绒毛尿囊膜,吸弃尿囊液,夹起羊膜,用细头毛细吸管刺入羊膜腔内吸取羊水,收集于无菌小瓶内冷藏、备用。

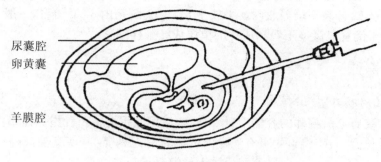

尿囊腔
卵黄囊

羊膜腔

图 22.5 卵黄囊接种

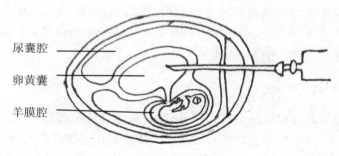

尿囊腔

卵黄囊

羊膜腔

图 22.6 羊膜腔接种

二、组织细胞培养(鸡胚单层细胞培养)

1. 鸡胚采集

将 9～11 日龄鸡胚置于蛋架上,消毒气室部,剪除气室部卵壳,用无菌镊子轻轻取出鸡胚放在无菌平皿中。去除鸡胚的头、爪、内脏及骨骼,用 Hanks 液洗 3 次,用无菌眼科剪将鸡胚组织剪成 1 mm³ 大小的组织块,再用含有双抗的 Hanks 液洗 2 次,然后将鸡胚组织移入无菌小三角烧瓶内。

2. 胰酶消化

吸弃洗液,根据下沉的鸡胚组织块量的多少,加入 5 倍量的 2.5 g/L 胰酶溶液,塞好瓶口,置于 37 ℃水浴箱消化 15～30 min(视其组织块聚合成一团,表面呈绒毛状决定消化时间长短),吸弃胰酶液,用冷 Hanks 液轻洗 1～3 次,以去除残存的胰酶。

3. 分散细胞

吸净 Hanks 液后,加入 10 mL 不含血清的营养液,用大口吸管反复吹打细胞悬液,使细胞充分分散,再将细胞悬液通过不锈钢筛网。

4. 细胞计数

吸取 0.1 mL 细胞悬液、0.8 mL Hanks 液、0.1 mL(0.4%)台盼蓝染液于小试管中混匀,取

少许滴入血细胞计数盘内,按白细胞计数法数出 4 个大方格内活细胞(未染成蓝色的)总数,用以下公式计算每毫升细胞数:

$$每毫升细胞数 = \frac{4\,大方格活细胞总数}{4} \times 10\,000 \times 稀释倍数(10)$$

5. 细胞分装培养

经台盼蓝拒染试验证明活细胞必须在 90% 以上方可分装。用生长液将细胞浓度调至 $(3\sim5) \times 10^5$ 个/mL,分装于培养瓶内。平放于 5% CO_2 孵箱内 37 ℃ 孵育,一般 4 h 可使细胞贴壁,2~3 天后可于倒置显微镜下看到成片的单层成纤维样细胞。

三、动物接种

1. 小白鼠滴鼻感染法

将小鼠放入装有乙醚棉球的容器中,小鼠麻醉后用左手拇指及食指抓住小白鼠耳部使其头部朝前并呈仰卧位置,右手将事先吸有病毒液的滴管靠近其鼻尖,使其液滴随呼吸带入。一般滴入量为 0.03~0.05 mL。小白鼠苏醒后放入鼠笼逐日观察。

2. 小白鼠脑内接种法

用左手将小白鼠的头部和体部固定于试验台,用碘酒、酒精消毒头部右侧眼、耳之间的部位,用 1 mL 注射器吸取病毒液,在小白鼠眼与耳根连线的中点处垂直刺入 2~3 mm,缓慢推进 0.02~0.03 mL 病毒液,3~4 天内小鼠发病。

 注意事项

(1) 接种鸡胚所用器材和物品均需无菌处理,严格遵守无菌操作,注射器抽取病毒液后排气时,针头处放一无菌干棉球,防止病毒液溅出。为防止操作过程造成人员感染,应严格按照实验室生物安全相关规定操作。

(2) 鸡胚接种后 24 h 内死亡的为非特异性死亡,应弃去。

(3) 动物接种实验,应根据病毒种类、实验目的的不同,选择合适的实验动物,注意其易感性、健康状况、大小、体重、雌雄及品系,而且动物实验室必须达到相应的等级,注意实验室安全。

 思考题

(1) 病毒鸡胚接种有哪些途径?

(2) 鸡胚培养常用于哪些病毒的分离?

(3) 简述鸡胚单层细胞培养的制备方法。

(4) 在病毒的研究中常用的动物有哪些?

(5) 小白鼠脑内接种法和小白鼠滴鼻感染法可用于哪些病毒的研究?

知识拓展

(1) 鸡胚是正在发育中的机体,多种动物病毒能在鸡胚中增殖和传代,并可用鸡胚制备某些病毒抗原、疫苗和卵黄抗体等。鸡胚的优点在于胚胎的组织分化程度低,又可选择不同的日龄和接种途径;病毒易于增殖,感染病毒的组织和液体中含有大量病毒,容易采集和处理,而且来源充足,设备和操作简便易行。

（2）单层细胞培养是研究病毒生物学特性以及病毒与细胞相互作用过程的合适模型。应用单层细胞培养病毒，常可获得大量高效价的病毒液，用以制造特异性病毒抗原或病毒疫苗。由于单层细胞培养法的设备条件和操作方法比较简单，因此已是当前病毒学中应用最广泛的一种细胞培养法。

（3）实验动物在病毒的研究中具有重要作用，如乳鼠、小白鼠、豚鼠、家兔、雪貂以及灵长类动物黑猩猩、猕猴等，主要用于分离病毒，并借助感染范围试验鉴定病毒；培养病毒，制造抗原和疫苗；测定各毒株之间的抗原关系，如用实验动物做中和试验和交叉保护试验；制备免疫血清和单克隆抗体；做病毒感染的实验研究，包括病毒毒力测定、建立病毒病动物模型等。

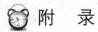 附　录

一、Hanks 原液

Hanks 原液配制方法如下：

原液 A：NaCl 160 g，$MgSO_4 \cdot 7H_2O$ 2 g，KCl 8 g，$MgCl_2 \cdot 6H_2O$ 2 g，$CaCl_2$ 2.8 g，溶于 1 000 mL 双蒸水。

原液 B：

（1）$Na_2HPO_4 \cdot 12H_2O$ 3.04 g，KH_2PO_4 1.2 g，葡萄糖 20.0 g，溶于 800 mL 双蒸水。

（2）0.4% 酚红溶液：取酚红 0.4 g 置于玻璃研钵中，逐滴加入 0.1 N NaOH，并研磨，直至完全溶解，约加 0.1 N NaOH 10 mL。将溶解的酚红吸入 100 mL 量瓶中，用双蒸水洗下研钵中残留酚红液，并入量瓶中，最后补加双蒸水至 100 mL。

将（1）液和（2）液混合，补加双蒸水至 1 000 mL，即为原液 B。

应用液：1 份原液 A，1 份原液 B，18 份双蒸水，混合后，分装于 200 mL 小瓶中，10 磅高压蒸气灭菌 15 min，临用前用无菌的 5.6% $NaHCO_3$ 调 pH 至 7.2～7.6。

二、生长液

乳白蛋白水解物（0.5%）89 mL，小牛血清 10 mL，100×PS 1 mL，调 pH 至 7.2。

三、维持液

乳白蛋白水解物（0.5%）97 mL，小牛血清 10 mL，100×PS 1 mL，调 pH 至 7.2。

病毒致细胞病变作用

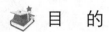 目　的

（1）掌握 50% 组织细胞感染量（$TCID_{50}$）测定的方法。

（2）掌握红细胞吸附试验的原理及意义。

（3）了解单层细胞的蚀斑测定技术。

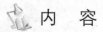 材　料

（1）病毒：约 10^6 $TCID_{50}$/mL 水泡性口炎病毒（VSV）、痘病毒悬液、流行性感冒病毒悬液。

（2）细胞：鸡胚单层细胞、人胚肾细胞。

（3）试剂：细胞生长液、细胞维持液、营养琼脂糖、中性红溶液、维持液、Earle 洗液、0.5％鸡红细胞悬液、Hanks 液等。

（4）器材：无菌吸管、无菌小试管、鸡胚单层细胞培养瓶等。

内　容

一、50％组织细胞感染量（$TCID_{50}$）测定

（一）原理

有些病毒感染细胞时，在细胞内增殖时可引起特有的细胞病变效应（CPE），常见的变化有细胞变圆、聚集、坏死、溶解或脱落等。$TCID_{50}$ 测定法即是测定病毒能使 50％的组织培养细胞发生感染的最小量，可估计病毒感染性强弱及病毒的含量。

（二）方法

1. 制备细胞

如前法，将经消化分散好的鸡胚细胞悬液用生长液调整至细胞浓度为 $3×10^5$/mL。预先将 96 孔培养板设计好，并做好标记。在每孔中加入 100 μL 细胞悬液，将培养板置于 5％ CO_2 孵箱中，37 ℃孵育 18～24 h，使细胞长成单层细胞。

2. 病毒的稀释

取无菌小试管 10 支，各管分别加含 2％小牛血清的维持液 2.7 mL，然后向第 1 管加 VSV 病毒液 0.3 mL，反复混合 3 次，再换一新吸管，从第 1 管内吸液 0.3 mL 加入第 2 管内，反复混匀，以此类推将待测的 VSV 病毒液做连续 10 倍稀释，使病毒稀释度为 10^{-1}，10^{-2}，10^{-3}，…，10^{-10}。

3. 感染

将生长单层细胞的培养板各孔培养液全部吸弃，把各稀释度的 VSV 病毒液从低浓度开始，依次加入各孔中，每稀释度平行加 4 孔，每孔 100 μL。细胞对照孔不加病毒液，只加维持液。置于 5％ CO_2 孵箱中 37 ℃孵育 18 h、24 h、36 h、96 h 后，在倒置显微镜下观察结果。

（三）结果

在倒置显微镜下可观察到细胞圆缩、堆聚及脱落等 CPE，发生 CPE 的细胞占整个"单层区"的比例表示其感染程度，记录如下：

－：无 CPE。

＋：1/4 以下有 CPE。

＋＋：1/2 的细胞有 CPE。

＋＋＋：1/2～3/4 的细胞有 CPE。

＋＋＋＋:3/4 以上的细胞有 CPE。

其中＋＋以上者判为阳性。

按 Reed-Muench 法计算 $TCID_{50}$,见表 22.1。

表 22.1　Reed-Muench 法计算 $TCID_{50}$

病毒稀释度	细胞培养	累积孔数		阳性率	
	病变孔/接种孔	阳性	阴性	比例	累积
10^{-3}	4/4	9	0	9/9	100%
10^{-4}	3/4	5	1	5/6	83%
10^{-5}	2/4	2	3	2/5	40%
10^{-6}	0/4	0	7	0/7	0

由表 22.1 可知该病毒的 $TCID_{50}$ 介于 $10^{-5}\sim10^{-4}$ 两个稀释度之间,两稀释度之间的距离比为

$$距离比=\frac{高于50\%感染百分数-50}{高于50\%感染百分数-低于50\%感染百分数}$$

$$=\frac{83-50}{83-40}=\frac{33}{43}\approx0.767(或\ 0.8)$$

高于 50% 感染百分数的病毒稀释度的对数(即 $\lg10^{-4}$)$=-4.0$,故 $TCID_{50}=4.0+0.8=4.8$(即 $\lg10^{-4.8}$),此病毒的 $10^{-4.8}$ 的浓度以每孔 $100\ \mu L$ 接种一组细胞孔后,可使 50% 的细胞感染,即有 50% 细胞病变的可能性。

二、红细胞吸附试验

1. 原理

有些病毒不致细胞病变或病变不明显,但对某些红细胞有吸附现象,可借此鉴定相应病毒,如流行性感冒病毒和某些副黏病毒,它们感染细胞 24~48 h 后,在细胞膜上可出现病毒的血凝素,能吸附豚鼠、鸡等动物和人的红细胞,发生红细胞吸附现象。若加入相应的抗血清,可中和病毒血凝素,抑制红细胞吸附现象的发生,称为红细胞吸附抑制试验。这一现象不仅可作为此类病毒增殖的指标,还可用于病毒中和型的初步鉴定。

2. 方法

(1) 取制备好的人胚肾细胞培养。

(2) 在细胞培养瓶内加入流行性感冒病毒悬液,于 37 ℃孵育 24~48 h。

(3) 吸出细胞培养瓶中的维持液。加入 Hanks 液 1 mL 及 0.5% 鸡红细胞悬液于受病毒感染细胞的培养瓶内,在 4 ℃或室温下让其接触几分钟,将液体倒掉,再用 Hanks 液洗一次。

3. 结果

在显微镜下观察红细胞被吸附在受感染的部位。即为红细胞吸附试验阳性,反之阴性。

三、单层细胞的蚀斑测定

1. 原理

病毒蚀斑,又称空斑,是指病毒在已长成的单层细胞上形成的局限性病灶。某些病毒在单

层细胞培养内不形成 CPE,但是却可在加入覆盖层后形成可见的蚀斑,因此可用蚀斑方法进行此类病毒的检测。蚀斑技术主要用于病毒纯化,还是测定病毒悬液中感染病毒含量的一个准确方法。

2. 方法

(1) 先将敏感细胞在培养瓶或培养皿内培养成单层细胞。

(2) 吸弃营养液,加入 Earle 洗液冲洗单层细胞。

(3) 以不含血清的维持液将病毒做连续的 10 倍稀释,选择适当浓度的病毒悬液接种单层细胞,接种量为原营养液的 1/20～1/10,每个稀释度至少接种 3 瓶。置于 37 ℃感染 1～2 h,使病毒充分吸附。吸附完毕后,吸出病毒液。

(4) 取含中性红的营养琼脂糖,熔化后冷至 45 ℃左右,注入细胞培养瓶内无细胞的一面,再将培养瓶缓慢翻转,使营养琼脂糖覆盖在细胞表面,厚度约为 2 mm。平放 30～60 min,待琼脂糖凝固,置于 37 ℃环境中培养。由于中性红是光动力活性染料,遇光时产生对病毒有毒性作用的物质。故将中性红营养琼脂糖注入细胞培养瓶后,立即用黑纸或黑布盖住,置于 37 ℃培养时也要放在暗盒内避光,此后每日观察细胞形态及出斑情况。

3. 结果

出斑数与病毒液的浓度基本相符。对出斑时间较迟和对中性红敏感的病毒,覆盖层中不加中性红,而是根据病毒的出斑时间,在培养后的适当时机单独使用中性红溶液染色,同样能获得轮廓清晰、形态规则的蚀斑。选择蚀斑不融合、分散呈单个、数目在 30～100 个/瓶的细胞培养瓶,分别计算蚀斑数,再求平均值,并按下列公式计算:

$$每毫升蚀斑形成单位 = \frac{每瓶内蚀斑平均数 - 病毒稀释度}{每瓶接种病毒量(mL)}$$

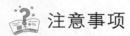 **注意事项**

根据细胞和病毒种类的不同,选择合适的营养琼脂糖。鸡胚原代细胞一般用 0.5% 乳白蛋白水解物——犊牛血清营养琼脂糖,做痘病毒和脑炎病毒的蚀斑试验,常获得较好的结果。哺乳动物肾细胞、二倍体细胞和传代细胞常用以 199 或 E-MEM 等配制的营养琼脂糖。

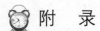 **附　录**

1. 中性红溶液

配制 1∶1000 或 1∶10 000 中性红溶液时,可将中性红粉直接溶于去离子水配制的 0.85% NaCl 液中,8 磅高压灭菌,使其彻底溶解,无菌分装于褐色瓶内,置于 4 ℃冰箱里保存备用。营养琼脂糖内中性红的最后浓度以 1/36 000～1/28 000 为宜。

2. 0.5% 乳白蛋白水解物——犊牛血清营养琼脂糖

首先配制乳白蛋白水解物琼脂糖,取 Earle 液(10×,不含酚红和碳酸氢钠)18 mL,乳白蛋白水解物 0.9 g,琼脂糖 1.2 g,去离子水 140 mL,将上述各成分混合,煮沸溶解,分装小瓶,8 磅高压灭菌 15 min,于 4 ℃冰箱里保存备用。用前沸水浴中加热熔化,待温度降至 43～45 ℃时按下列比例配制营养琼脂糖:乳白蛋白水解物琼脂糖 80 mL,犊牛血清 4.5 mL,1∶1000 中性红溶液 2.5 mL,7.5% 碳酸氢钠溶液 2.5 mL,青、链霉素溶液(每毫升分别含青、链霉素各 1000 单位)0.8 mL,振摇混合,置于43～45 ℃水浴保温备用。配制好的营养琼脂糖 pH 为 7.2～7.4,呈红黄色。

病毒的中和试验

病毒中和试验是在活体或活细胞内测定病毒被特异性抗体中和而失去感染性的一种试验,是以测定病毒的感染力为基础,以比较病毒受免疫血清中和后的残存感染力为依据,来判定免疫血清中和病毒的能力。这一反应不仅表现为质的方面,即一种病毒只能被一种相应的免疫血清所中和,而且也表现在量的方面,即中和一定量病毒的感染力,需要一定效价的抗体。可用于鉴定病毒或研究其抗原结构,也可用于检查病后或人工免疫后血清中抗体增长情况。

目　的

(1) 了解病毒中和试验的原理及应用。
(2) 了解固定病毒稀释血清法和固定血清稀释病毒法的步骤。

材　料

(1) 流行性乙型脑炎病毒悬液。
(2) 9～10 日龄鸡胚、小鼠、单层细胞、96 孔细胞培养板、Hanks 液等。

内　容

一、固定血清稀释病毒法

(一) 方法

1. 病毒毒价的测定

用半数致死量(LD_{50})作为毒价测定单位,即规定的途径感染动物,以不同的剂量接种试验动物,在一定时间内能致半数试验动物死亡的剂量。用鸡胚测定时,毒价单位为鸡胚半数致死量(ELD_{50})或鸡胚半数感染量(EID_{50})。用细胞培养测定时,毒价单位为组织细胞半数感染量($TCID_{50}$)。

(1) LD_{50}的测定(以流行性乙型脑炎病毒为例)。无菌操作取接种病毒并已发病濒死的小鼠脑组织称重,加稀释液充分研磨,配制成 10^{-1} 悬液,3 000 r/min 离心 20 min,取上清液,以 10 倍递次稀释成 10^{-4},10^{-5},10^{-6},…,10^{-9},每个稀释度分别接种 5 只小鼠,每只脑内注射 0.03 mL,逐日观察并记录各组的死亡数(表 22.2)。

表 22.2   LD₅₀的计算(接种剂量为 0.03 mL)

病毒稀释度	接种鼠数	活鼠数	死鼠数	积累总计		死亡比	死亡率
				活鼠	死亡		
10^{-4}	5	0	5	0	15	15/15	100%
10^{-5}	5	0	5	0	10	10/10	%100
10^{-6}	5	1	4	1	5	5/6	%83
10^{-7}	5	4	1	5	1	1/6	%17
10^{-8}	5	5	0	10	0	0/10	%0
10^{-9}	5	5	0	15	0	0/15	%0

LD_{50}的计算,先按下列公式计算出距离比:

$$距离比 = \frac{高于50\%的死亡百分数 - 50}{高于50\%的死亡百分数 - 低于50\%的死亡百分数} = \frac{83-50}{83-17} = 0.5$$

LD_{50}的对数=高于50%病毒稀释度的对数+距离比例×稀释系数的对数。

高于50%死亡病毒稀释度的对数-6,距离比例为0.5,稀释系数的对数为-1,分别代入上式:$-6+0.5\times(-1)=-6.5$,则 $LD_{50}=10^{-6.5}$,即该病毒做 $10^{-6.5}$ 稀释,接种 0.03 mL 能使半数小鼠发生死亡。

(2) $TCID_{50}$的测定:取新鲜病毒悬液,以 10 倍递次稀释成不同稀释度,每个稀释度分别接种经 Hanks 液洗 3 次的组织细胞管,每管细胞接种 0.2 mL,每个稀释度接种 4 只细胞管,接种病毒后的细胞管放在细胞盘内,细胞层一侧在下,使病毒与细胞充分接触,置于 37 ℃吸附 1 h,加入维持液,置于 37 ℃培养,逐日观察并记录细胞病变管数,按上述方法计算 $TCID_{50}$。

2. 中和试验

(1) 病毒稀释度的选择:选择病毒稀释度范围,要根据毒价测定的结果而定,如病毒的毒价为 10^{-6},则试验组选用 $10^{-8}\sim10^{-2}$,对照组选用 $10^{-8}\sim10^{-4}$,其原则是:最高稀释度感染的动物要求全存活(或无细胞病变),最低稀释度感染的动物全死亡(或均出现细胞病变)。

(2) 血清处理:动物血清中含有多种蛋白质成分对抗体中和病毒有辅助作用,如补体、免疫球蛋白等。为排除这些不耐热的非特异性反应物,用于中和试验的血清须经加热灭活处理。来自不同动物的血清,须采用不同温度处理,牛及小鼠血清为 60 ℃;兔血清为 65 ℃;人和豚鼠血清为 56 ℃。加热时间为 $20\sim30$ min,60 ℃以上加热时,为防止蛋白质凝固,应先以生理盐水做适当稀释。

(3) 病毒的稀释:按选定的病毒稀释度范围,将病毒液做 10 倍递次稀释,使之成为所需要的稀释度。

(4) 感作:将不同稀释度病毒分别定量加入两排无菌试管内,第一排每管加入与病毒等量的免疫(或被检)血清作为试验组;第二排每管加入与免疫(或被检)血清同种的正常阴性血清作为对照组;充分摇匀后放置于 37 ℃作用 12 h。

(5) 接种按"病毒价测定"中所述接种方法接种试验动物(或鸡胚、组织细胞)。观察持续时间,根据病毒和接种途径而定。

(二) 结果

按 Reed-Muench 法分别计算试验组和对照组的 LD_{50}(或 EID_{50}、$TCID_{50}$),中和指数为对照

组 LD_{50}（EID_{50}、$TCID_{50}$）与试验组 LD_{50}（EID_{50}、$TCID_{50}$）差数的反对数。中和指数大于 50，表示待检血清中有中和抗体；中和指数在 10～50 为可疑；若中和指数小于 10 为无中和抗体存在。

二、固定病毒稀释血清法

（一）方法

1. 病毒毒价测定

其测定方法同上。

2. 中和试验

（1）取已灭活处理的血清，在 96 孔微量细胞培养板上，用稀释液作一系列倍比稀释，使其稀释度分别为原血清的 1：2、1：4、1：8、1：16、1：32、1：64，每孔含量为 50 μL，每个稀释度做4孔。

（2）取对数增殖末期的病毒制备病毒悬液，按已测定的毒价做 200 $TCID_{50}$ 稀释（与等量血清混合，其毒价为 100 $TCID_{50}$）。

（3）每孔加入 50 μL 病毒液，封好盖，置于 37 ℃温箱中和 1 h。

（4）血清病毒中和 1 h 后取出，每孔加入 100 μL 细胞悬液。置 5%CO_2 于 37 ℃温箱孵育，自孵育 48 h 开始逐日观察并记录，由于各种病毒引起细胞病变时间不同，终判时间应根据病毒致细胞病变的快慢而定。

（5）为保证试验结果的准确性，每次试验都必须设置下列对照。

阳性和阴性血清对照：阳性和阴性血清与待检血清进行平行试验，阳性血清对照应不出现细胞病变，而阴性血清对照应出现细胞病变。

病毒对照（病毒回归试验）：先将病毒做 0.1 $TCID_{50}$、1 $TCID_{50}$、10 $TCID_{50}$、100 $TCID_{50}$、1 000 $TCID_{50}$ 稀释，每个稀释度做 4 孔，每孔加 50 μL。然后每孔加 100 μL 细胞悬液。0.1 $TCID_{50}$ 应不引起细胞病变，而 100 $TCID_{50}$ 必须引起细胞病变，否则该试验不能成立。

血清毒性对照：为检查被检血清本身对细胞有无任何毒性作用，设立被检血清毒性对照。即在组织细胞中加入低倍稀释的待检血清（相当于中和试验中被检血清的最低稀释度）。

正常细胞对照：即不接种病毒和待检血清的细胞悬液孔。正常细胞对照应在整个中和试验中一直保持良好的形态和生活特征，为避免培养板本身引起试验误差，应在每块板上都设立这一对照。

（二）结果

当病毒回归试验，阳性、阴性、正常细胞对照、血清毒性对照全部成立时才能进行判定，被检血清孔出现 100%CPE 判为阴性，50% 以上细胞出现保护者为阳性；固定病毒稀释血清中和试验的结果是以计算出能保护 50% 细胞孔不产生细胞病变的血清稀释度，该稀释度即为该份血清的中和抗体效价。

注意事项

（1）固定血清稀释病毒法测定时，细胞量过大或过小易造成判断上的错误，一般以在 24 h 内形成单层为宜，毒价测定的判定时间应与正式试验的判定时间相符。毒价过高易出现假阴性,过低会出现假阳性。在微量血清中和试验中,一般使用 $100\sim500$ $TCID_{50}$。而且用于试验的阳性血清必须是用标准病毒接种易感动物制备的。

(2)固定病毒稀释血清法测定时,病毒与血清混合,0 ℃下,不发生中和反应,4 ℃以上可发生中和反应。常规采用 37 ℃作用 1 h,一般病毒都可发生充分的中和反应。但对易于灭活的病毒可置 4 ℃冰箱里,根据不同耐热性的病毒感作温度和时间应有所不同。

 ## 思考题

(1)试述 50%组织细胞感染量($TCID_{50}$)测定的方法。
(2)红细胞吸附试验的原理及意义。
(3)红细胞吸附试验常用于哪些病毒的检测?
(4)蚀斑技术主要用于病毒研究的哪些方面?
(5)试述病毒中和试验的原理及应用。
(6)病毒中和试验的方法有哪些?

知识拓展

(1)中和试验常用的有两种方法:一种是固定病毒量与等量系列倍比稀释的血清混合,另一种是固定血清用量与等量系列对数稀释(即十倍递次稀释)的病毒混合;然后把血清病毒混合物置于适当的条件下中和一定时间后,接种于敏感细胞、鸡胚或动物,测定血清阻止病毒感染宿主的能力及其效价。如果接种血清病毒混合物的宿主与对照(指仅接种病毒的宿主)一样地出现病变或死亡,说明血清中没有相应的中和抗体。中和反应不仅能定性而且能定量,故中和试验可应用于:

① 病毒种、型的鉴定:中和试验具有较高的特异性,利用同一病毒的不同型的毒株或不同型标准血清,即可测知相应血清或病毒的型。

② 测定血清抗体效价:中和抗体出现于病毒感染的早期,在体内的维持时间较长。体内中和抗体水平的高低,可显示机体抵抗病毒感染的能力。

③ 分析病毒的抗原性。

④ 毒素和抗毒素亦可进行中和试验,其方法与病毒中和试验基本相同。

(2)用组织细胞进行中和试验,有常量法和微量法两种,因微量法简便,结果易于判定,适于做大批量试验,所以近来得到了广泛的应用。

病毒的分子生物学诊断

分子生物学技术具有特异性高、快速、灵敏的特点,同时样本需要量小,广泛应用于病毒核酸和蛋白质检测,有些已成为病毒学检验的常规方法,主要有聚合酶链反应、PCR-ELISA、核酸分子杂交技术及基因芯片技术等,本节任务主要介绍前两者。

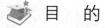 ## 目 的

(1)熟悉快速 PCR 法检测 HBV DNA 的原理及应用。

（2）熟悉 PCR-ELISA 检测乙型肝炎病毒 DNA 的原理及应用。

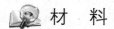 ## 材　料

（1）HBV 裂解液、HBV 待测血清、阳性对照血清。

（2）PCR 反应混合液（包括 HBV 上游和下游引物、dNTPs）、Tag 聚合酶。琼脂糖、溴乙啶、加样缓冲液、DNA marker、电泳缓冲液（TAE，pH＝7.8）、蛋白酶 K、TE 溶液、封闭液、PBS-T、5×SSC 杂交液等。

（3）PCR 扩增仪、电泳仪、凝胶成像仪或紫外灯、薄壁 PCR 反应管等。

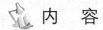 ## 内　容

一、快速 PCR 法检测 HBV DNA

1. 原理

血清或组织标本中的 HBV 颗粒经裂解、变性后，用 HBV 的特异性引物可以扩增出大量的 HBV DNA 片段，经过含溴乙啶的琼脂糖电泳后，在紫外灯下或凝胶成像仪下可观察到相应的条带。

2. 方法

（1）在薄壁 PCR 反应管中加待测血清 3 μL 和裂解液 23 μL 混匀后，加入液状石蜡封顶。

（2）65 ℃，20 min；90 ℃，10 min 后，加入 PCR 反应混合液 4 μL（含 Tag 聚合酶 1 U），94 ℃，30 s；60 ℃，45 s；30 个循环。

（3）扩增产物的检测：取 PCR 反应产物 10 μL 与加样缓冲液混合后上样电泳。同时上样 DNA marker。

（4）可用 Hae Ⅲ PGEM 或 Hae Ⅲ PBR$_{322}$ 作为分子量标志，HBV-C 片断为 190 bp，于该处出现条带即为 HBV DNA，为阳性结果。

3. 注意事项

（1）待检样品不可溶血。

（2）裂解液和 PCR 反应混合液使用前充分混匀。

（3）加样量要求准确，酶加入量过大时常可造成非特异产物生成。

（4）请勿使用经洗刷的试管、吸管及微量加样吸头，以防污染。

4. 附录

（1）6％聚丙烯酰胺凝胶的配制方法如下：

以配制 15 mL 为例：6％丙烯酰胺 15 mL，10％过硫酸铵 0.15 mL，TEMED 0.03 mL，将以上 3 种试剂混合后，轻摇 2～3 min（可防止胶内产生气泡）即可制备凝胶板。

（2）加样缓冲液配制：80％甲酰胺（V/V），0.1％溴酚蓝（W/V），用 50 mmol/L Tris（pH＝8.0）、1 mmol/L EDTA 配制。

二、PCR-ELISA 检测乙型肝炎病毒 DNA

(一)原理

PCR-ELISA 是一种在微孔板上对 PCR 产物进行的快速、非放射性检测技术,即在 PCR 扩增以后,在微孔板上利用酶联免疫吸附试验的原理,使用酶标二抗进行固相杂交显色,定量检测 PCR 产物。

PCR-ELISA 使用亲和素包被微孔板,用生物素标记捕获探针 3′-端(捕获探针 5′-端和待检靶序列 5′-端的一段序列互补),通过生物素与亲和素的交联作用将捕获探针固定在微孔上,制成固相捕获系统。另外,提取样本基因组 DNA,针对目的基因序列设计特异性引物,引物用抗原进行标记,进行 PCR 扩增。然后令该 PCR 产物与事先标记的捕获性探针进行杂交,使目的基因序列被捕获。再在微孔中加入用辣根过氧化物酶等标记的抗体,抗体与靶序列上的抗原结合,加入底物使之显色,测定 OD 值,半定量检测特定基因 DNA 序列。

(二)方法

1. 核酸的提取和制备

血清样本 100 μL 加入 10% 体积的 SDS(使其终浓度为 0.2%)和蛋白酶 K(其最终浓度为 100 μg/mL),60 ℃作用 1 h;加等体积的苯酚-氯仿-异戊醇混合物(体积比为 25∶24∶1),充分混匀,10 000×g 离心 5 min;将上层水相移入一新离心管中,加等体积的氯仿-异戊醇混合物(体积比为 24∶1),充分混匀,10 000×g 离心 5 min;取上层水相,加入 1/10 体积约 3 mol/L 醋酸钠和 2 倍体积的冰无水乙醇,混匀;10 000×g 离心 10 min,弃上清;沉淀重悬于 1 mL 70% 的乙醇溶液,10 000×g 离心 5 min,弃上清;重复上述步骤一次;在超净台中干燥沉淀;将沉淀溶于 30 μL TE 溶液中,于−20 ℃保存备用。

2. PCR 扩增

引物设计以及反应体系与普通 PCR 相同,仅在其中一条引物的 5′-端加以生物素或地高辛、荧光素等标记物标记。

3. 微孔预杂交,制备固相捕获系统

用按一定比例稀释的亲和素包被酶标板,50 μL/孔(10 μg/mL)4 ℃过夜。用 PBS-T(0.1% Tween-20)液洗板 3～4 次,用封闭液封闭酶标板,于 37 ℃孵育 2 h,用 PBS-T 液洗板 3～4 次。

4. 产物变性杂交

将已标记的 PCR 产物与 5×SSC 杂交液按 1∶4 稀释混匀,100 μL/孔,于 37 ℃孵育 30～60 min,洗板同前。洗板后加入 0.1 mol/L NaOH,100 μL/孔,室温下变性 10 min。洗板后加入用杂交液稀释的已标记的探针,100 μL/孔,每孔浓度为 20 pmol/mL,于 55 ℃温育 30 min。

5. 显色、检测分析

洗板后加入稀释好的酶标二抗,100 μL/孔,37 ℃孵育 30 min。洗板后加入相应的显色剂显色,最后以 2 mol/L H_2SO_4 终止反应。酶标仪检测 OD 值。

注意事项

(1)避免污染,PCR-ELISA 是在 PCR 扩增之后进行 ELISA 反应,ELISA 反应是一个开放

性的反应,在洗板过程中很容易造成污染,引起假阳性反应。为减少污染,PCR 与 ELISA 反应一定要严格分区,及时进行空间和仪器消毒,防止污染。

(2) 整个操作过程中应佩戴手套,疑有污染时立即更换。

附　录

(1) TE 溶液配方:10 mmol/L Tris-HCl,1 mmol/L EDTA,调整 pH 至 8.0。

(2) 封闭液:5%脱脂奶粉,1 mg/mL 鲑鱼精 DNA。

(3) PBS-T:100 mL 10×PBS,加入 1 mL Tween-20,再加蒸馏水至 1 000 mL。

(4) 5×SSC 杂交液:0.75 mol/L NaCl,75 mmol/L 枸橼酸钠。

思考题

(1) 检测 HBV DNA 有何临床意义?

(2) 试述 PCR-ELISA 试验原理。

知识拓展

(1) PCR-ELISA 实验在 PCR 产物与标记探针的杂交过程中,不同的实验设计有不同的操作方法,有的先将 PCR 产物固定在微孔板上,再用探针进行杂交;有的直接将标记探针混入 PCR 反应液中,将扩增和杂交合为一体,可简化操作步骤,缩短反应时间,但要求合成 3′-端不能延伸探针。

(2) 生物芯片技术是 20 世纪 90 年代中期以来影响最深远的重大科技进展之一,是现代微电子学、生物学、物理学、化学、信息科学和计算机等学科交叉产生的新技术,其特点是高通量、多样性、微型化和自动化等。生物芯片技术是通过缩微技术,根据分子间特异性相互作用的原理,将生命科学领域中不连续的分析过程集成于硅芯片或玻璃芯片表面的微型生物化学分析系统,以实现对细胞、蛋白质、基因及其他生物组分的准确、快速、大信息量的检测。生物芯片按其所固定的探针形式和应用范围的不同,分为基因芯片、蛋白质芯片、细胞芯片、组织芯片、糖芯片和微流体芯片等。

基因芯片是一种最重要的生物芯片,其原理是将数十个甚至几万个核酸探针以点阵的形式分布在大小约 1 cm^2 的片基上,用荧光分子标记待检测的目标基因,按碱基序列互补匹配的原理进行杂交。然后用双色或多色荧光图像扫描仪检测分析杂交结果,从而实现核酸序列的分子识别。其特点是可以一次性对大量样品序列进行检测和分析,实现生物基因信息的高通量检测。根据基因芯片的用途可分为基因表达谱芯片和核酸序列检测芯片。

蛋白使芯片是将能与蛋白发生反应的探针分子固定在适当的载体上,针对蛋白质进行生物学或理化性质分析的微小装置。如果芯片上固定的探针分子是蛋白质,应能够维持蛋白质天然构象,维持其原有特定的生物活性。利用标记或非标记的方法检测芯片上固定的探针分子与目标蛋白质发生的相互作用,从而实现测定各种蛋白质的目的。

生物芯片在医学微生物学中应用广泛,可对细菌、病毒和真菌进行多重快速检查与鉴别,进行基因分型及分子流行病学调查;研究微生物的变异及耐药机制,进行抗微生物感染药物的研制;可分析基因序列,研究病原体基因的转录表达、抗原的表达及细菌糖键的特异性研究。

实验二十三　流行性感冒病毒的分离与鉴定

目　的

(1) 掌握流行性感冒病毒的分离程序。
(2) 熟悉血细胞凝集试验和血细胞凝集抑制试验的原理、操作方法及结果判断。

材　料

(1) 患者早期含漱液、流感患者血清。
(2) 9～11日龄鸡胚、0.5％鸡红细胞悬液、生理盐水、流感病毒型与亚型免疫血清。
(3) 剪刀、镊子、小试管、吸管、塑料反应板等。

内　容

一、流行性感冒患者标本采集与送检

在疾病早期采集患者含漱液、鼻咽喉拭子、鼻咽抽取物、鼻灌洗液、气管抽取液等，将含漱液置于无菌烧杯中，各种拭子采集的标本迅速浸于无菌的 pH＝7.2 的肉汤或 Hanks 液中，放入冰盒内尽快送检。

二、流行性感冒病毒分离

(1) 将患者急性期含漱液低速离心后，吸取上清液 1 mL，加抗生素（每 mL 含青霉素 2 万 μg 和链霉素 2 万 μg）0.1～0.2 mL。

(2) 将上述处理标本 0.2 mL，接种于鸡胚羊膜腔（12 日龄鸡胚）和尿囊腔（9～11 日龄鸡胚）置于 35 ℃孵育 72 h 后，放 4 ℃冰箱里过夜。

(3) 取出鸡胚收获羊水和尿囊液，进行血凝试验，以测定是否有病毒生长。

三、血细胞凝集试验

1. 原理

流行性感冒病毒表面的血凝素（HA）能与人"O"型血红细胞、豚鼠和鸡等的红细胞上的血凝素受体结合，引起红细胞凝集。

2. 方法

(1) 取小试管 9 支，按表 23.1 所示的各管加入生理盐水，第 1 管为 0.9 mL，其他各管均为 0.25 mL。

（2）取收获的尿囊液 0.1 mL，加入第 1 管中做 1∶10 稀释，混匀后吸取 0.5 mL 弃至消毒缸内，再吸取 0.25 mL(1∶10)稀释液加至第 2 管混匀，从第 2 管中取出 0.25 mL 至第 3 管混匀，依次做倍比稀释至第 8 管，混匀后自第 8 管中取出 0.25 mL 弃去。使各管液体量均为 0.25 mL，从第 1 管至第 8 管的尿囊液稀释度依次为 1∶10，1∶20，…，1∶1 280，第 9 管为生理盐水对照。

（3）每管加入 0.5%鸡红细胞悬液 0.25 mL，轻轻摇匀后置于室温 45 min，观察结果。

表 23.1　流感病毒血细胞凝集试验

试管号	1	2	3	4	5	6	7	8	9
生理盐水(mL)	0.9	0.25	0.25	0.25	0.25	0.25	0.25	0.25	0.25
病毒液(mL)	0.1 (弃0.5)	0.25	0.25	0.25	0.25	0.25	0.25	0.25 (弃0.25)	
病毒稀释度	1∶10	1∶20	1∶40	1∶80	1∶160	1∶320	1∶640	1∶1 280	对照
0.5%鸡红细胞(mL)	每管 0.25								
	摇匀，室温静置 45 min								
结果举例	++++	++++	++++	+++	++	+	—	—	—

3. 结果

各管出现血细胞凝集程度用++++、+++、++、+、—表示，以出现++凝集的病毒的最高稀释度作为血凝效价。

++++：100%的血细胞全部凝集，凝集的血细胞均匀地铺满管底。

+++：75%的血细胞凝集，在管底铺成薄膜状，但有少数血细胞不凝，在管底中心形成小红点。

++：约 50%的血细胞凝集，在管底铺成薄膜，面积较小，不凝集的红细胞在管底中心聚成小圆点。

+：约 25%的血细胞凝集，不凝集的红细胞在管底聚成小圆点，凝集的血细胞在小圆点周围围成小凝块。

—：血细胞不凝集，沉于管底，形成边缘整齐的致密圆点。

按上述结果若测定的流感病毒血凝效价为 1∶160，即病毒液稀释到 1∶160 时，每 0.25 mL 中含一个血凝单位，配制 4 个血凝单位时，病毒液应稀释成 1∶40。

四、血细胞凝集抑制试验——定量法

1. 原理

在流感病毒悬液中加入特异性免疫血清后，病毒表面的血凝素被特异性血凝素抗体封闭，再加入人的"O"型、鸡或豚鼠的红细胞则不发生凝集现象，即为血细胞凝集抑制试验。试验中用已知病毒的抗血清，可鉴定病毒型及亚型；用已知病毒，则可测定患者血清中有无相应抗体。

2. 方法

（1）取小试管 10 支，按表 23.2 所示的各管加入生理盐水 0.25 mL。

（2）取经处理的 1∶5 稀释的患者血清 0.25 mL 加入第 1 管中做 1∶10 稀释，吹打 3 次混匀后,取 0.25 mL 加至第 2 管,并依次做倍比稀释,到第 8 管为止,第 9 管为病毒对照,第 10 管为血清对照。

（3）从第 1 管到第 9 管每管加入流感病毒悬液（每 0.25 mL 含 4 个血凝单位）0.25 mL,第 10 管不加病毒悬液。

（4）混匀后,每管加入 0.5% 鸡红细胞 0.25 mL,放置于室温 30 min、45 min 各观察一次结果,以 45 min 的结果为准（如果红细胞下滑,参考 30 min 的结果）。

3. 结果

血凝的判断标准同上述血凝试验,但本试验是将不出现血凝现象判定为阳性。即呈现完全抑制凝集的试管中,其血清的最高稀释度即为血凝抑制效价。

表 23.2　血细胞凝集抑制试验（定量法）

试管号	1	2	3	4	5	6	7	8	9 病毒对照	10 血清对照
生理盐水（mL）	0.25	0.25	0.25	0.25	0.25	0.25	0.25	0.25	0.25	0.25
1:5 稀释的血清（mL）	0.25	0.25	0.25	0.25	0.25	0.25	0.25	0.25	弃去 0.25	0.25
血清稀释度	1:10	1:20	1:40	1:80	1:160	1:320	1:640	1:1 280		
流感病毒液（mL）	0.25	0.25	0.25	0.25	0.25	0.25	0.25	0.25	0.25	—
0.5% 鸡红细胞（mL）	每管 0.25　　摇匀,室温静置 45 min									
结果举例	－	－	－	＋	＋＋	＋＋＋	＋＋＋＋	＋＋＋＋	＋＋＋＋	－

 注意事项

观察凝集现象时要轻拿试管,切勿摇晃,以免影响试验结果。

 思考题

（1）流感病毒鸡胚培养的接种途径有哪些?

（2）试述血凝试验和血凝抑制试验的原理及临床意义。

实验二十四　乙型肝炎病毒抗原抗体的检测

　　检测 HBV 标志物是临床最常用的病原学诊断方法，HBV 具有三个抗原抗体系统：HBsAg 与抗- HBs、HBeAg 与抗- HBe、HBcAg 与抗- HBc，由于 HBcAg 在血液中难以测出，故临床免疫学检测不包括 HBcAg，而抗- HBc 分为抗- HBc - IgM 和抗- HBc - IgG。目前常采用 ELISA、微粒子酶免分析法（MEIA）或化学发光法（CLA）等检测，可用夹心法、间接法或竞争法。

目　的

　　（1）掌握双抗体夹心 ELISA 法检测乙型肝炎病毒 HBsAg 的试验方法、结果判断及其临床意义。
　　（2）掌握竞争抑制 ELISA 法检测乙型肝炎病毒抗- HBc 的试验方法、结果判断及其临床意义。

材　料

　　（1）标本：待检血清。
　　（2）试剂：酶结合物（抗- HBs - HRP）、HBsAg 阳性对照血清、HBsAg 阴性对照血清、酶结合物（抗- HBc - HRP）、HBcAg 阳性对照血清、HBcAg 阴性对照血清、洗涤液、显色剂 A、显色剂 B、终止液。
　　（3）其他：抗- HBs 包被微孔反应板、HBcAg 包被微孔反应板、微量加样器、吸头、酶标检测仪等。

内　容

一、双抗体夹心 ELISA 法检测乙型肝炎病毒 HBsAg

1. 原理

　　采用抗- HBs 包被反应板，加入待检样本，经孵育后，加入抗- HBs - HRP，当样本中存在 HBsAg 时，该 HBsAg 与包被抗- HBs 结合并与抗- HBs - HRP 结合形成抗- HBs - HBsAg - 抗- HBs - HRP 复合物，加入 TMB 底物产生显色反应，反之则无显色反应。

2. 方法

　　按试剂盒说明书操作。
　　（1）配制工作浓度洗涤液，待用。
　　（2）选择反应板条，加入 75 μL 待检样本和阴、阳性对照于反应孔中。
　　（3）用封片纸覆盖反应板后，置于 37 ℃孵育 60 min。

（4）取出反应板，撕去封片，在已加入待检样本和阴、阳性对照的孔中加入 50 μL 酶结合物。将反应板置于 37 ℃孵育 30 min。

（5）取出反应板，洗涤反应板 5 次。

（6）洗涤结束后立即在所有孔内加入显色剂 A、显色剂 B 各 50 μL，混匀。将反应板置于 37 ℃孵育 30 min。

（7）在所有孔内加入 50 μL 终止液，振荡反应 5 s，使之充分混匀。

（8）用酶标仪读数，波长 450 nm，先用空白孔校零，然后读取各孔 OD 值。

3. 结果

待测样本的 OD 值和 COV（Cut-Off Value）参考值的比值大于或等于 1.0 时为 HBsAg 阳性；待测样本的 OD 值和 COV 的比值小于 1.0 时为 HBsAg 阴性。

二、竞争抑制 ELISA 法检测乙型肝炎病毒抗-HBc

1. 原理

采用基因工程重组 HBcAg 包被微孔反应板，加入待检样本，同时加入抗-HBc-HRP，与抗原形成竞争结合，如待检样本中抗-HBc 含量高，则抗-HBc-HRP 与 HBcAg 结合少，加入 TMB 底物时显色淡，反之则显色深。

2. 方法

按试剂盒说明书操作。

（1）每孔加入待检样本 50 μL，设阴性、阳性对照各 2 孔，每孔加入阴性对照（或阳性对照）各 50 μL，并设空白对照 1 孔。

（2）每孔加入酶结合物 50 μL，充分混匀，封板，置于 37 ℃孵育 30 min。

（3）取出反应板，洗涤反应板 5 次后拍干。

（4）每孔加显色剂 A 液、B 液各 50 μL，充分混匀，封板，置于 37 ℃孵育 15 min。

（5）每孔加入终止液 50 μL，混匀。

（6）用酶标仪读数，取波长 450 nm，先用空白孔校零，然后读取各孔 OD 值。

3. 结果

样本的 OD 值小于 COV 值时，该样本抗-HBc 检测结果为阳性；样本的 OD 值大于或等于 COV 值时，该样本抗-HBc 检测结果为阴性。

注意事项

（1）试剂盒及待测样本需平衡至室温后进行测试。

（2）使用前试剂应摇匀，显色过程必须封片，所有封片不能重复使用。

（3）结果判断须在反应终止后 10 min 内完成。

（4）试剂盒内有关组分及临床样本均视为有潜在传染性，请按相关的实验室工作规范执行和处理。

思考题

（1）诊断乙肝病毒感染，常检测的抗原抗体有哪些？各指标有何临床意义？

（2）检测乙肝病毒抗原抗体常用的方法有哪些？

实验二十五 HIV 的检测

HIV 感染的微生物学及免疫学检验在 HIV 感染的诊断、疾病进展监测、抗病毒疗效观察、耐药监测中至关重要，目前临床检测内容包括 HIV 抗体、P24 抗原、HIV 病毒载量、CD4$^+$ T 淋巴细胞计数等。上述检测中 HIV 抗体检测是诊断 HIV 感染的唯一标准，其他各项检测不能作为诊断 HIV 感染的标准。

ELISA 法检测 HIV 抗体

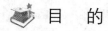 **目　的**

掌握 ELISA 法检测 HIV 抗体的操作方法、结果判断及临床意义。

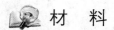 **材　料**

（1）待检患者血清或血浆。

（2）HIV 抗体检测试剂盒，包括：HIV 抗原包被板、酶结合物、HIV-1 和 HIV-2 阳性对照、HIV-1 和 HIV-2 阴性对照、浓缩洗涤液、显色剂 A、显色剂 B、终止液、封板胶纸等。

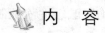 **内　容**

1. 原理

采用 ELIAS 双抗原夹心法检测，在预先包被有 HIV 抗原的反应孔内加入待测标本，若标本中有抗- HIV，则在微孔板表面形成抗原-抗体复合物，再与酶标抗原结合，形成抗原-抗体-酶标抗原复合物，经显色系统显色后，根据 OD 值判定有无 HIV 抗体存在。

2. 方法

按试剂盒说明书操作。

（1）每次试验设阴性对照两孔、HIV-1 阳性对照和 HIV-2 阳性对照各两孔，分别加入阴性、阳性对照 100 μL，再设一孔空白对照，其余孔加入 100 μL 待测样本，于 37 ℃孵育 60 min。

（2）弃去反应板孔内液体，在吸水纸上拍干；用洗涤液注满每孔，勿溢出，静置 5～10 s 弃去孔内洗涤液，拍干，反复 5 次，拍干。

（3）每孔加酶结合物 100 μL（空白对照孔不加），置于 37 ℃孵育 30 min，同上洗板 5 次。

（4）每孔加显色剂 A 液、B 液各 50 μL，轻轻振荡后，于 37 ℃避光静置 30 min。

（5）每孔加终止液 50 μL 终止反应，以空白调零，在酶标仪中读取各孔 OD 值（450 nm/630 nm）。

3. 结果

首先计算临界值,临界值＝阴性对照平均值＋0.10(实验设计要求 HIV-1 阳性对照和 HIV-2 阳性对照平均值均大于 1.2,阴性对照平均值小于 0.10,阳性、阴性对照 OD 值之差应大于 1.2,否则本次实验无效。若阴性对照读数小于 0.05 时,按 0.05 计算)。再次,进行结果判定,当测试标本的 OD 值小于临界值,为 HIV 抗体阴性;当测试标本的 OD 值等于或大于临界值,为 HIV 抗体阳性。

🔖 注意事项

ELISA 法检测 HIV-1/2 抗体具有较高的灵敏度,初试阳性标本应重新取样进行双孔复试,复试阳性者应按《全国艾滋病检测工作管理办法》送 HIV 确证实验室进行确证实验。

免疫印迹法检测 HIV 抗体

📖 目 的

(1) 掌握免疫印迹法(Western Blot)检测 HIV 抗体的原理和临床意义。
(2) 熟悉免疫印迹法检测 HIV 抗体的操作方法。

🔬 材 料

(1) 待测血清。
(2) HIV-1 型或 HIV-2 型抗原、0.05 mol/L pH＝7.2 PBS 加 0.05% Tween-20 洗涤液、HRP-兔抗人 IgG(γ 链)(工作浓度为 1：1 000)、酶标抗体稀释液(洗涤液加 1% 小牛血清)、标本稀释液(洗涤液加 5% 小牛血清)、用 pH＝5.0 或 pH＝5.4 的磷酸盐-枸橼酸缓冲液配制的 TMB-H_2O_2 底物溶液、丁二酸二辛酯磺酸钠(DONS)显色后的稳定剂。
(3) 其他 SDS-PAGE 电泳系统所用材料、孔径为 0.22 μm 的硝酸纤维素薄膜、印迹电转移系统材料。

🐾 内 容

一、原理

检测时先将 HIV 蛋白抗原裂解,然后通过 SDS-PAGE 蛋白电泳,将裂解抗原按分子量大小分离,再转移至硝酸纤维素膜上。将割成膜条的硝酸纤维素薄膜与待检标本反应。若标本中有 HIV 抗体,抗体则与膜条上的抗原区带结合,形成抗原-抗体复合物。再用酶标抗人 IgG 抗体与膜条上的抗原-抗体复合物结合,使区带显色,即出现肉眼可见的不同区带。

二、方法

1. SDS-PAGE

（1）在 16 cm×16 cm 的凝胶玻璃板内灌注 12.5％凝胶作为分离胶，上层以 50％乙醇封顶。待分离胶聚合后，倾去乙醇溶液。上层再灌注 4％的浓缩胶，待其聚合后，于表层加电泳缓冲液。

（2）取 100 μL HIV-1/2 抗原加 900 μL 标本稀释液（含 SDS-甘油-2-巯基乙醇十溴酚蓝）于 100 ℃水浴中煮沸 5 min，而蛋白质分子量标准（14 400～200 000），则按说明书处理。

（3）待处理后的 HIV-1/2 抗原冷却后，迅速、细心地加至浓缩胶表面，接上电源。待抗原进入分离胶后，可提升电压，但通常电流采用 1 mA/cm，电压 50～150 V（需有冷却系统）。待溴酚蓝全部进入电泳缓冲液后，关闭电源。

2. 印迹电转移

（1）在电转移装置的阳极，放上 3 层浸有转移缓冲液（25 mmol/L Tris-HCl，pH＝8.3，含 192 mmol/L 甘氨酸和 20％甲醇）的滤纸（16 cm×16 cm）。

（2）将 16 cm×16 cm 的硝酸纤维素薄膜用缓冲液浸湿，然后放置于上述滤纸上面。

（3）将电泳后的凝胶取出，割去浓缩胶后，细心地放在硝酸纤维素薄膜上，用带有乳胶手套的手指仔细去除两层之间存在的气泡。

（4）在凝胶表面再放 3 层浸有转移缓冲液的滤纸。

（5）将电转移装置的阴极板用去离子水浸湿后盖上，接通电流，按 0.8 mA/cm² 进行电转移 1 h。

3. 封闭

转移后的硝酸纤维素薄膜可用 10％的脱脂奶粉溶液封闭空余部位 2 h（注意：若带有分子量标准时，应在封闭前将其割下，并用氨基黑染色）。洗净后，用锋利小刀将薄膜割成约 4 mm 宽的膜条，并在带有抗原的一面编上号码，放入试管内，加塞，于 4 ℃保存备用。

4. HIV 抗体的检测

（1）在蛋白印迹法反应槽内加入 3 mL 洗涤液。

（2）加入待检血清 6 μL，混匀。

（3）加入上述备用的膜条 1 条，室温振摇 2 h，每份标本为 1 条。每次检测均需附阴、阳性对照。在振摇过程中，应使膜条带有号码的一面始终保持向上。

（4）倾去槽内的反应液，用洗涤液将各膜条洗 5 次，每次为 3 min。

（5）在各反应槽内加含 1∶1 000 的 HRP-兔抗人 IgG 酶标抗体反应液 3 mL，室温振摇 1 h，用洗涤液洗 4 次，最后用底物溶液洗 1 次。

（6）加底物显色底物组成：30 mL 8.0 g/L DONS 乙醇液＋1 mL 72 g/L TMB 二甲基亚砜溶液＋120 mL 底物溶液。临用前加 60 μL 35％ H_2O_2。

在每个反应槽内加底物 3 mL，并不断振摇 3～5 min。待阳性对照出现典型的蓝绿色区带后，迅速倾去并去净各槽内的底物溶液。用蒸馏水冲洗膜条，使其停止反应。形成的有色区带再用 3 mL DONS 的水溶液（1∶4）固定 30 min。取出膜条后晾干并保存于暗处。

三、结果

显色后，阳性对照和阳性标本的结果在硝酸纤维素膜条上可能出现三种区带，即 env 带

（gp120,gp41）、pol 带（p51/p61,p32,p11）、gag 带（p24,p17,p7），而且一种带可能出现数条蛋白条带。其分子量大小可用分子量标准对应测得。

确认试验的结果判断可根据 WHO 推荐的标准进行判断。阳性结果：至少一条 env 带和一条 pol 带；或至少一条 env 带和一条 gag 带；或至少一条 env 带、一条 gag 带和一条 pol 带；或至少两条 env 带。可疑结果：一条 gag 带和一条 pol 带，或分别只有 gag 带或只有 pol 带。阴性结果：无病毒特异带。

注意事项

（1）应使用经国家食品药品监督管理局注册批准、批检合格、临床评估质量优良、在有效期内的试剂，HIV 抗体检测的流程及结果的判定必须依据《全国艾滋病检测技术规范》的要求进行，检验人员和设备都应具备相应条件。

（2）HIV 的血清学检测应在二级生物安全实验室中进行，病毒分离培养则需要在三级生物安全实验室中进行。HIV 抗体阳性的标本在丢弃前应进行化学消毒或高压灭菌处理，确保周围环境不受污染。

思考题

（1）HIV 抗原、抗体检测的方法有哪些？
（2）临床如何确诊 HIV 感染？

第三篇

综合性实验（临床常见标本的细菌学检验）

临床标本的细菌学检验是感染性疾病病原学确诊及院内感染监控的依据,掌握临床常见标本的细菌学检验可控制和预防感染性疾病在社区及和院内的扩散和流行。临床标本细菌学检验的基本原则为准确、快速、敏感、低耗和安全。临床标本细菌学检验的基本要求如下:

　　(1) 认真检查细菌学检验单,核对病人的各种信息。

　　(2) 正确采集和处理临床标本。

　　(3) 选择合适的培养方法和培养基。

　　(4) 选择合适的检验程序进行细菌学检验鉴定细菌。

实验二十六　血液及骨髓液标本的细菌学检验

目　的

(1) 熟悉血液及骨髓液标本的细菌学检验程序、方法。
(2) 了解血液及骨髓液标本常见细菌的检验技术。

材　料

(1) 标本：疑似菌血症的血液和骨髓液标本。
(2) 培养基：硫酸镁葡萄糖肉汤、胆汁葡萄糖肉汤、硫乙醇酸钠肉汤、肝浸液肉汤、胰酶解酪蛋白大豆肉汤、羊血琼脂平板、巧克力琼脂平板、厌氧血琼脂平板、KIA、MIU、菊糖发酵管、6.5% NaCl 肉汤、葡萄糖发酵管、乳糖发酵管、麦芽糖发酵管、葡萄糖氧化/发酵管、甘露醇发酵管、硝酸盐还原试验反应管、葡萄糖蛋白胨水、微量生化编码管等。
(3) 试剂：革兰染色液、3% H_2O_2 液、氧化酶试剂、锌粉、新鲜的人或兔血浆、链球菌属诊断血清、沙门菌属诊断血清等。
(4) 其他：细菌接种工具、酒精灯、洁净玻片、显微镜等。

内　容

一、皮肤消毒

采用常规三步消毒法。先用 75% 酒精擦拭采血部位皮肤，再用碘酒消毒，最后用 75% 酒精脱碘。

二、标本采集

参见感染性标本采集中的血液及骨髓液采集，成人采血量为 10~20 mL，婴幼儿为 3~5 mL。

三、分离培养

根据不同的检验目的采用不同的标本处理方案。

1. 普通细菌培养

为提高检验阳性率，标本采集后分别注入硫酸镁葡萄糖肉汤(需氧培养)和硫乙醇酸钠肉汤(厌氧培养)两个增菌培养瓶中，轻轻摇动混匀，使血液及骨髓液中的抗菌物质被充分稀释，不能发挥抗菌活性。需氧培养的硫酸镁葡萄糖肉汤培养瓶直接置于 37 ℃孵育，厌氧培养的硫乙醇酸钠肉汤培养瓶放入厌氧罐中后再置于 37 ℃温箱孵育。每天观察一次培养瓶的细菌生长情况,若有细菌生长立刻进行细菌学检验(形态染色、分离培养、生化鉴定、血清学反应、药敏试验等),常规观察时间内若无细菌或真菌生长,可将观察时间延长至 7 天,并在 7 天内做 2 次以上盲目接种(即从增菌培养瓶中取少量培养液接种于无菌的血琼脂平板或厌氧血琼脂平板),经培养后仍无细菌或真菌生长,可报告"经 7 天培养无细菌或真菌生长"。

2. 特殊培养

(1)伤寒沙门菌及其他沙门菌培养:标本采集后注入胆汁葡萄糖肉汤,温箱孵育,每天观察一次,若有细菌生长则进行细菌学检验。

(2)脑膜炎奈瑟菌培养:肝浸液培养瓶预先充入 $5\%\sim10\%$ CO_2 并预温到 37 ℃,标本采集后注入该培养瓶(最好床边接种),于 37 ℃温箱孵育,每天观察一次,若有细菌生长则进行细菌学检验。

(3)草绿色链球菌培养:标本采集后注入 3 瓶胰酶解酪蛋白大豆肉汤,分别做需氧、二氧化碳和厌氧培养,于 37 ℃温箱孵育,每天观察一次,若有细菌生长则进行细菌学检验。

(4)L 型细菌培养:标本采集后接种 5 mL 高渗液体培养基,经 37 ℃增菌后移种 L 型细菌培养基和血琼脂平板,于 37 ℃温箱孵育观察结果。血琼脂平板无细菌生长,L 型细菌培养基上有细菌生长,判定为 L 型细菌,按照 L 型细菌培养、鉴定要求进行细菌学检验。

(5)厌氧菌培养:需氧培养瓶内无细菌生长而厌氧培养瓶有细菌生长判定为厌氧菌。取厌氧培养瓶内少量培养液接种于厌氧血琼脂平板,置于厌氧环境中 37 ℃培养,若有细菌生长则进行细菌学检验。

(6)真菌培养:培养瓶中有真菌生长则转种于沙保弱培养基做真菌的分离培养,依据真菌的检验方法鉴定和报告。

四、检验程序

检验程序如图 26.1 所示。

五、增菌培养

增菌肉汤出现下列现象提示有细菌生长:

(1)培养液均匀浑浊,酚红指示剂变成黄色(考虑革兰阴性杆菌)。

(2)培养液微浑浊并有草绿色变化(考虑肺炎链球菌或草绿色链球菌)。

(3)培养液表面有菌膜出现,膜下呈均匀浑浊并有绿色荧光(考虑铜绿假单胞菌)。

(4)培养液上面澄清,下面有沉淀(考虑链球菌)。

(5)培养瓶中红细胞层出现自上而下的溶血(考虑溶血性链球菌)。

(6)培养液浑浊并有胶冻状凝固现象(考虑葡萄球菌)。

(7)培养液表面有灰白色菌膜,培养液下方较为清晰(枯草芽孢杆菌)。

(8)培养液表面有灰白色菌膜,培养液下方浑浊,伴有酵母气味(考虑白色假丝酵母菌)。

六、形态观察

增菌肉汤有细菌生长可取少量培养液直接涂片、革兰染色、显微镜油镜观察,初步报告细菌的分类及镜下形态特点。

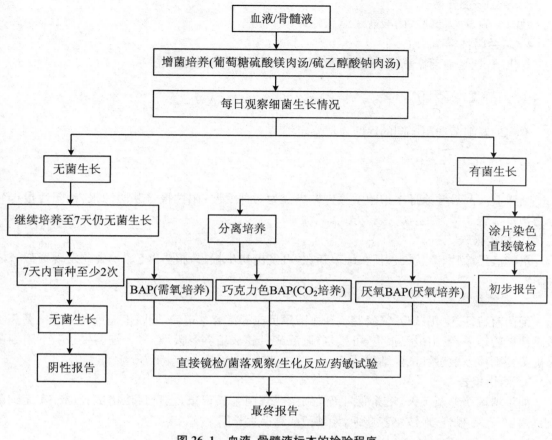

图 26.1　血液、骨髓液标本的检验程序

七、药敏试验

形态学镜下观察若只发现一种细菌存在,可直接做药敏试验;若有两种或两种以上细菌存在,按照病原菌和污染菌判断要点综合分析判断(参见血液及骨髓液标本采集)是病原菌还是污染菌。若确定为病原菌,则需分离培养后获得多种纯化细菌,分别单独进行药敏试验。

八、菌落特征

观察细菌在选用的培养基上的菌落特征并记录。

九、生化反应

依据细菌形态学及菌落特征,选择合适的生化反应管或配套微量生化编码管接种细菌,于37 ℃温箱孵育并观察结果。具体生化反应种类如下:

1. 革兰阳性球菌

触酶试验、血浆凝固酶试验、甘露醇发酵试验、菊糖发酵试验、6.5％ NaCl 肉汤等。

2. 革兰阴性球菌

氧化酶试验、触酶试验、葡萄糖发酵试验、麦芽糖发酵试验、乳糖发酵试验等。

3. 革兰阳性杆菌

触酶试验、动力试验、硝酸盐还原试验等。

4. 革兰阴性杆菌

氧化酶试验、葡萄糖氧化/发酵试验、KIA、MIU、微量生化编码管等。

十、血清学反应

不同种属细菌选用不同的诊断血清鉴定细菌。

十一、报告方式

临床血液及骨髓液标本细菌学报告方式分为两种情况：阳性报告和阴性报告，阳性报告又分为初步报告和最终报告。报告方式如下：

1. 初步报告

培养液经涂片、革兰染色证实细菌存在，可发出初步报告，报告"经××染色发现疑似××细菌"。

2. 最终报告

经菌落特征、生化试验、编码鉴定和血清学反应等综合鉴定后，同时汇总细菌体外抗菌药物敏感性试验结果，发出最终报告，可报告"血液或骨髓液培养×天，有××细菌生长"，下附细菌对抗菌药物体外敏感性试验结果。

3. 阴性报告

如果增菌培养至7天，培养瓶内仍无细菌或真菌生长现象，且盲目传代试验也证实无细菌或真菌生长，可报告"血液培养7天，无细菌或真菌生长"。

注意事项

（1）病原菌入血是一时性或间歇性，标本采集的时间十分重要，一般间歇性高热或寒战患者最好在高峰前0.5～1 h采集。

（2）由于菌血症在血液中的细菌数量稀少，且又易受到血液中抗菌物质的影响，常规分离培养常常导致阴性结果，故血液及骨髓液标本细菌学检验必须先做增菌培养。增菌培养通过中和血液抗菌物质，支持细菌增殖，便于细菌鉴定和药敏试验的实施。不同的增菌肉汤培养基营养差异很大，建议使用进口增菌肉汤培养基，确保待检细菌生长。

（3）对疑似波浪热、亚急性细菌性心内膜炎的患者标本，培养瓶应孵育至第4周，经盲目传代后无细菌或真菌生长，方可发出阴性报告。

（4）血液及骨髓液细菌性感染在病原学检测的同时可抽取患者血清做病原体的相应抗体检测，亦可辅助诊断病原体的感染。

附　录

血液及骨髓液标本常见的病原菌见表26.1。

表 26.1　血液及骨髓液标本中常见的病原性细菌

革兰阳性细菌		革兰阴性细菌	
球菌	金黄色葡萄球菌 表皮葡萄球菌 A 群链球菌 B 群链球菌 草绿色链球菌 肺炎链球菌 肠球菌 厌氧链球菌	球菌	脑膜炎奈瑟菌 卡他布拉汗菌 伤寒、副伤寒沙门菌
杆菌	产单核李斯特菌 炭疽杆菌 产气荚膜梭菌 丙酸杆菌 结核分枝杆菌	杆菌	变形杆菌 铜绿假单胞菌 流感嗜血杆菌 粪产碱杆菌 大肠埃希菌 不动杆菌 沙雷菌 脆弱类杆菌 梭杆菌 布鲁菌 鼠疫耶尔森菌
其他		真菌、钩端 螺旋体等	

实验二十七　呼吸道标本的细菌学检验

目　的

(1) 掌握呼吸道标本的采集方法。
(2) 了解呼吸道标本细菌学检验程序和方法。

材　料

(1) 标本:痰液标本、咽喉拭子。
(2) 培养基:血琼脂平板、巧克力琼脂平板、卵黄双抗平板、麦康凯琼脂平板、MH 琼脂平板、罗-琴培养基、活性炭酵母浸出液琼脂平板、庖肉培养基、沙保弱培养基、KIA、MIU、菊糖发酵管、6.5% NaCl 肉汤、葡萄糖发酵管、乳糖发酵管、麦芽糖发酵管、葡萄糖氧化/发酵管、甘露醇发酵管、硝酸盐还原试验反应管、葡萄糖蛋白胨水、微量生化编码管等。
(3) 试剂:革兰染色液、抗酸染色液、3% H_2O_2 液、氧化酶试剂、锌粉、V 因子纸片、X 因子纸片、新鲜人或兔血浆、胰蛋白酶、10% NaOH 液、链球菌属诊断血清、鲍特菌属诊断血清、脑膜炎奈瑟菌型诊断血清、流感嗜血杆菌型诊断血清等。
(4) 其他:细菌接种工具、酒精灯、洁净玻片、显微镜、二氧化碳孵育箱、离心机、厌氧气体发生袋等。

内　容

一、标本采集

参见感染性标本采集中呼吸道标本的采集。

二、分离培养

根据不同标本及不同的检验目的采用不同的标本处理方案。

三、上呼吸道标本处理

1. 普通细菌培养

采集的标本常规接种血琼脂平板、巧克力琼脂平板或麦康凯平板,于 37 ℃普通温箱和二氧化碳培养箱(5%~10% CO_2)孵育 48 h,依据不同的菌落生长情况采用不同的报告方式。
(1) 可疑致病菌菌落生长,进一步细菌学检验,报告"检出××细菌"。
(2) 无可疑致病菌菌落生长,且细菌比例及数量未有明显变化,则报告"未检出致病菌"。

（3）无可疑致病菌菌落生长，但细菌比例及数量发生显著变化，需考虑菌群失调或菌群交替症，也应该进行鉴定后报告"××菌生长茂盛"。

2. 特殊细菌培养

（1）脑膜炎奈瑟菌培养：将采集的标本接种于37 ℃已保温的卵黄双抗平板上（最好床边接种），于37 ℃二氧化碳培养箱（5%～10% CO_2）孵育48 h，若有细菌菌落生长，进一步进行细菌学检验。

（2）流感嗜血杆菌培养：将采集的标本接种于血琼脂平板和巧克力琼脂平板，并在平板中央接种金黄色葡萄球菌（划一直线或四角接种），于37 ℃二氧化碳培养箱（5%～10% CO_2）孵育48 h，若有细菌菌落生长，进一步进行细菌学检验。

（3）百日咳鲍特菌培养：将采集的标本直接接种于鲍-金培养基上，置于有盖的玻璃缸中（内部加水保湿，同时水中添加少许硫酸铜，抑制杂菌生长和防霉），于37 ℃孵育3～5天后，若有细菌菌落生长，进一步进行细菌学检验。

（4）白喉棒状杆菌培养：将采集的标本接种于亚碲酸钾血琼脂平板和血清或鸡蛋培养基，于37 ℃普通培养8～10 h，若有细菌菌落生长，进一步进行细菌学检验。

四、下呼吸道标本（痰液）处理

1. 肉眼观察

肉眼观察痰液颜色、性状、气味，记录相应结果。痰液为异常恶臭脓性痰，考虑肺脓肿，且有可能为厌氧菌；痰液带颗粒状、菌块和干酪样物质可能与结核分枝杆菌、放线菌及曲霉菌感染有关。

2. 涂片检查

呼吸道标本常携带寄居菌，培养前一般不做直接镜检，但痰液标本在培养前应该做直接镜检。痰液涂片检查首先可确立标本是否适合做细菌培养（留取的标本应是痰液不能是唾液），低倍镜下观察白细胞和鳞状上皮细胞数量判定标本的合格性；其次可初步判定病原菌存在，痰液标本应分别进行革兰染色和抗酸染色初步判定病原菌的性质，辅助临床治疗。

3. 涂片检查抗酸杆菌

（1）直接涂片：用灭菌接种环取干酪样或脓性部分痰液标本制成涂片，抗酸染色，显微镜油镜观察。观察时至少检查300个视野或全片观察，记录发现的红色细菌数量，以红色细菌数量多少报告涂片镜检结果，报告格式见表27.1。

表 27.1　抗酸染色涂片镜检的报告方式

Gaffky 报告法		1984 年国内统一暂行规定报告方式	
Ⅰ 号	全视野发现1～4个	—	全视野（300个视野）未找到抗酸杆菌
Ⅱ 号	数视野发现1个	±	1～2抗酸杆菌/300视野
Ⅲ 号	平均每视野内有1个	+	发现1～9个/100个视野
Ⅳ 号	平均每视野内有2～3个	++	发现1～9个/10个视野
Ⅴ 号	平均每视野内有4～6个	+++	每视野发现1～9个
Ⅵ 号	平均每视野内有7～12个	++++	每视野发现10个以上
Ⅶ 号	平均每视野内有13～25个		
Ⅷ 号	平均每视野内有26～50个		
Ⅸ 号	平均每视野内有100个		
Ⅹ 号	平均每视野内有100个以上		

（2）集菌涂片：将痰液标本进行离心沉淀集菌或漂浮集菌处理后，用灭菌接种环取少量痰液制成涂片，抗酸染色，显微镜油镜观察。观察范围、结果记录和报告方式同直接涂片。

4. 分离培养

依据不同的检验目的采用不同的分离培养方案。

（1）普通细菌培养：采集的标本先预处理（胰蛋白酶预先消化 15～20 min），液化痰液。用灭菌接种环挑取少量痰液常规接种血琼脂平板、巧克力琼脂平板或麦康凯平板，于 37 ℃普通温箱和二氧化碳培养箱孵育 48 h，依据不同的菌落生长情况采用不同报告方式（同上呼吸道标本处理报告方式，详见前文）。

（2）特殊细菌培养：

① 结核分枝杆菌培养：采集的标本先要进行接种前预处理（胰酶消化黏稠痰液，强酸或强碱处理杂菌）制成标本悬液，用无菌吸管吸取悬液 2～3 滴加于罗-琴培养基或 7H-10 液体培养基中，于 37 ℃孵育 4～8 周，每周观察一次，若有细菌菌落生长，进一步进行细菌学检验。8 周后无细菌菌落生长可报告"经 8 周培养无结核分枝杆菌生长"。

② 嗜肺军团菌培养：将采集的标本接种于活性炭酵母浸出液琼脂平板（BCYE），于 37 ℃二氧化碳培养箱（2.5% CO_2）孵育 14 天，每天用肉眼和显微镜观察，若有细菌菌落生长，进一步进行细菌学检验。

③ 厌氧菌培养：将采集的标本接种于厌氧血琼脂平板和庖肉培养基，置于厌氧气体发生袋中，于 37 ℃孵育 5～7 天，每天观察一次，若有细菌菌落生长，进一步进行细菌学检验。

④ 真菌培养：将采集的标本接种于沙保弱培养基，于 37 ℃孵育 24～48 h，若有菌落生长，进一步进行真菌学检验。

五、检验程序

检验程序如图 27.1 所示。

六、形态观察

（1）培养基上有细菌菌落生长，挑取疑为致病菌菌落的少量培养物直接涂片、革兰染色、显微镜油镜观察，初步报告细菌的分类及镜下形态特点。

（2）疑似白喉棒状杆菌除革兰染色、显微镜镜下观察细菌形态结构外，还需进行异染颗粒染色、显微镜油镜观察细菌的异染颗粒。

（3）疑似结核分枝杆菌一般取处理后的标本（细菌接种前）直接涂片染色，但需使用抗酸染色才能观察细菌的镜下形态特征。用于抗酸染色的细菌标本涂片，制作方法和观察原则都与一般细菌明显不同，可参见结核分枝杆菌的形态学检查。

七、菌落特征

观察细菌在选用的培养基上的菌落特征并记录。

八、生化反应

依据细菌形态学及菌落特征，选择合适的生化反应管或配套微量生化编码管接种细菌，于 37 ℃温箱孵育观察结果。具体生化反应种类如下：

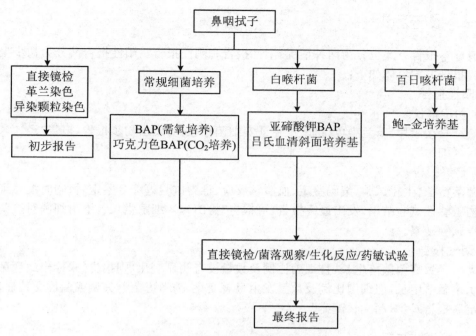

图 27.1 呼吸道标本细菌学检验程序

1. 革兰阳性球菌
触酶试验、血浆凝固酶试验、甘露醇发酵试验、菊糖发酵试验、6.5% NaCl 肉汤等。

2. 革兰阴性球菌
氧化酶试验、触酶试验、葡萄糖发酵试验、麦芽糖发酵试验、乳糖发酵试验等。

3. 革兰阳性杆菌
触酶试验、动力试验、硝酸盐还原试验等。

4. 革兰阴性杆菌
氧化酶试验、葡萄糖氧化/发酵试验、KIA、MIU、微量生化编码管、V 因子和 X 因子需求试验等。

九、血清学反应

1. 革兰阳性球菌
链球菌属诊断血清细菌分群鉴定。

2. 革兰阴性球菌
脑膜炎奈瑟菌型诊断血清分型鉴定。

3. 革兰阴性杆菌
鲍特菌属诊断血清、流感嗜血杆菌型诊断血清分型鉴定。

十、毒力试验

痰液标本细菌学检验证实是白喉棒状杆菌时,需加做细菌的毒力试验,以便进一步证实细菌的致病性。白喉棒状杆菌的毒力试验分为体内豚鼠毒力试验和体外 Elek 平板毒力试验。

十一、报告方式

痰液标本报告方式也分为两种情况:阳性报告和阴性报告。阳性报告又分为初步报告和最终报告。报告方式具体如下:

1. 阳性报告

（1）初步报告。

痰液经直接涂片、革兰染色、抗酸染色证实细菌存在,可发出初步报告,报告"经××染色发现疑似××细菌"。

（2）最终报告。

经菌落特征、生化试验、编码鉴定、血清学反应、毒力试验等综合鉴定后,同时汇总细菌体外抗菌药物敏感性试验结果,发出最终报告,可报告"检出××细菌生长",下附细菌对抗菌药物体外敏感性试验结果。

2. 阴性报告

若无可疑致病菌菌落生长,且细菌比例及数量没有明显变化,则报告"未检出致病菌";若无可疑致病菌菌落生长,但细菌比例及数量发生显著变化,需考虑菌群失调或菌群交替症,也应该进行鉴定后报告"××菌生长茂盛"。

注意事项

（1）痰液标本培养前应先做标本直接涂片镜检,判断痰液标本是否合格,若不合格,发回临床重新留取送检。

（2）呼吸道标本细菌学检验有不少细菌要进行特殊培养,其培养方法、培养基、培养时间都有特殊要求,临床医师在做特殊细菌检查前应先与实验室取得联系,实验室做好准备方可进行。

（3）临床医师在治疗呼吸道感染过程中应考虑可能会出现菌群交替症或菌群失调现象,提醒实验室开展相应检查。

（4）疑似白喉棒状杆菌引起的呼吸道感染时,实验室应对所检出的细菌进行毒力检测。

附　录

痰液标本常见的病原菌见表27.2。

表 27.2　呼吸道标本中常见的病原性细菌

革兰阳性细菌		革兰阴性细菌	
球菌	肺炎链球菌 金黄色葡萄球菌 化脓性链球菌 厌氧球菌	球菌	脑膜炎奈瑟菌 流感嗜血杆菌 肺炎克雷伯菌 大肠埃希菌
杆菌	白喉棒状杆菌 结核分枝杆菌	杆菌	产气肠杆菌 铜绿假单胞菌 嗜肺军团菌 鼠疫耶尔森菌
其他	假丝酵母菌、放线菌、螺旋体		

实验二十八　脑脊液标本的细菌学检验

目的

(1) 掌握脑脊液标本的采集方法。
(2) 熟悉脑脊液标本细菌学检验程序和方法。
(3) 熟悉脑脊液标本的真菌学检验。

材料

(1) 标本:脑脊液。
(2) 培养基:血琼脂平板、巧克力琼脂平板、沙保弱琼脂平板、卵黄双抗平板、罗-琴培养基、KIA、MIU、葡萄糖发酵管、乳糖发酵管、麦芽糖发酵管、菊糖发酵管、葡萄糖氧化/发酵管、甘露醇发酵管、尿素分解反应管、硝酸盐还原试验反应管、葡萄糖蛋白胨水、微量生化编码管等。
(3) 试剂:革兰染色液、抗酸染色液、印度墨汁、3‰H_2O_2液、氧化酶试剂、锌粉、V因子纸片、X因子纸片、新鲜人或兔血浆、链球菌属诊断血清、肺炎链球菌诊断血清、脑膜炎奈瑟菌型诊断血清、流感嗜血杆菌型诊断血清、新型隐球菌型诊断血清等。
(4) 其他:细菌接种工具、酒精灯、无菌滴管、洁净玻片、盖玻片、显微镜、二氧化碳孵育箱、离心机等。

内容

一、标本采集

参见感染性标本采集中脑脊液标本的采集。

二、分离培养

根据不同标本及不同的检验目的采用不同的标本处理方案。

1. 普通细菌培养

采集的标本经离心沉淀后接种于血琼脂平板、巧克力琼脂平板,于37 ℃普通温箱和二氧化碳培养箱(5‰~10‰ CO_2)孵育2~3天,若有细菌菌落生长,进一步细菌学检验,报告"检出××细菌"。

2. 特殊细菌培养

(1) 脑膜炎奈瑟菌培养:将采集的标本离心后接种于37 ℃已保温的卵黄双抗平板上(最好床边接种),37 ℃二氧化碳培养箱(5‰~10‰ CO_2)孵育48 h,若有细菌菌落生长,进一步进行细菌学检验。

（2）流感嗜血杆菌培养：将采集的标本离心后接种于血琼脂平板和巧克力琼脂平板，并在平板中央接种金黄色葡萄球菌（划一直线或四角接种），于37℃二氧化碳培养箱（5%～10% CO_2）孵育48 h，若有细菌菌落生长，进一步进行细菌学检验。

（3）结核分枝杆菌培养：将采集的标本离心后滴加于罗-琴培养基，于37℃孵育4～8周，每周观察一次，若有细菌菌落生长，进一步进行细菌学检验；真菌培养：将采集的标本离心后接种于沙保弱培养基，37℃孵育24～48 h，若有菌落生长，进一步进行细菌学检验。

（4）真菌培养：将采集的标本离心后接种于沙保弱培养基，于37℃孵育24～48 h，若有菌落生长，进一步进行细菌学检验。

三、检验程序

检验程序如图28.1所示。

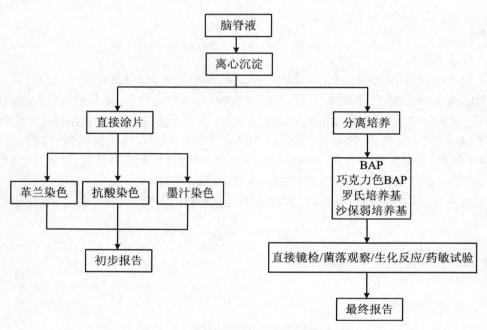

图28.1　脑脊液标本的细菌学检验程序

四、直接镜检

机体在正常情况下脑脊液是无菌的，但感染时病原菌可在脑脊液中增殖，损伤患者中枢，常危及患者生命，造成患者死亡；或残留严重后遗症，影响患者的生存质量。脑脊液中病原菌的及早诊断、及早治疗对于迅速挽救患者生命或提高患者生存质量均有十分重要的意义，因此采集的脑脊液分离培养后应尽快涂片、染色镜检，做出快速诊断。依据不同的检验目的采用不同的染色方法，显微镜油镜观察镜下结果。

1. 常规细菌检查

细菌涂片经革兰染色，显微镜油镜观察，依据细菌形态和染色性，报告"找到革兰×性×菌"。镜检发现革兰阴性、凹面相对的双球菌，分布于细胞内外时，可报告"找到革兰阴性双球菌,位于细胞内外,形似脑膜炎奈瑟菌"。镜检发现革兰阳性、矛头状的双球菌,有明显荚膜的存在,可报告"找到革兰阳性双球菌,形似肺炎链球菌"。用肺炎链球菌全价诊断血清做荚膜肿胀实验,阳性者报告"荚膜肿胀试验检出肺炎链球菌"。

2. 分枝杆菌检查

细菌涂片经抗酸染色,显微镜油镜观察,镜检发现有红色抗酸杆菌,可报告"抗酸染色找到抗酸杆菌"。

3. 真菌学检查

细菌涂片经墨汁负染,显微镜高倍镜观察,镜检发现在黑色背景中见到折光性很强的菌体及周围透明的宽大荚膜,有时可见出芽现象,可报告"墨汁负染找到宽厚荚膜的出芽真菌,形似新型隐球菌"。

五、菌落特征

观察细菌在选用的培养基上的菌落特征并记录。

六、生化反应

依据细菌形态学及菌落特征,选择合适的生化反应管或配套微量生化编码管接种细菌,于37 ℃温箱孵育观察结果。具体生化反应种类如下:

1. 革兰阳性球菌

触酶试验、血浆凝固酶试验、甘露醇发酵试验、菊糖发酵试验等。

2. 革兰阴性球菌

氧化酶试验、触酶试验、葡萄糖发酵试验、麦芽糖发酵试验、乳糖发酵试验等。

3. 革兰阳性杆菌

触酶试验、动力试验、硝酸盐还原试验等。

4. 革兰阴性杆菌

氧化酶试验、葡萄糖氧化/发酵试验、KIA、MIU、微量生化编码管、V 因子和 X 因子需求试验等。

5. 真菌

葡萄糖发酵试验、尿素分解试验等。

七、血清学反应

1. 革兰阳性球菌

链球菌属诊断血清、肺炎链球菌型诊断血清分型鉴定。

2. 革兰阴性球菌

脑膜炎奈瑟菌型诊断血清分型鉴定。

3. 革兰阴性杆菌

流感嗜血杆菌型诊断血清分型鉴定。

4. 真菌

新型隐球菌型诊断血清分型鉴定。

八、报告方式

脑脊液标本报告方式也分为两种情况：阳性报告和阴性报告。阳性报告又分为初步报告和最终报告。报告方式具体如下：

1. 阳性报告

（1）初步报告。

脑脊液经直接涂片、革兰染色、抗酸染色、墨汁负染等检查后证实细菌或真菌存在，可发出初步报告，报告"经××染色发现疑似××细菌或××真菌"。

（2）最终报告。

经菌落特征、生化试验、编码鉴定、血清学反应等综合鉴定后，同时汇总病原菌体外抗菌药物敏感性试验结果，发出最终报告，可报告"检出××细菌或××真菌生长"，下附病原菌对抗菌药物体外敏感性试验结果。

2. 阴性报告

经 3 天培养未见细菌或真菌生长现象，可报告"经 3 天培养无细菌或真菌生长"。

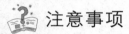 注意事项

（1）脑脊液感染病程快、病情重，采集标本在分离培养时应同时进行疑似病原菌的快速检测，早期诊断。

（2）脑脊液感染药物敏感性试验结果发出时，应提示临床医师注意血脑屏障的影响因素。

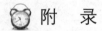 附　录

脑脊液标本常见的病原菌见表 28.1。

表 28.1　脑脊液标本中常见的病原性细菌

革兰阳性细菌		革兰阴性细菌	
球菌	金黄色葡萄球菌 化脓性链球菌 肺炎链球菌 消化链球菌 肠球菌	球菌	脑膜炎奈瑟菌 卡他布拉汉菌
杆菌	炭疽芽孢杆菌 结核分枝杆菌 产单核李斯特菌 类白喉棒状杆菌	杆菌	流感嗜血杆菌 大肠埃希菌 产气肠杆菌 不动杆菌 铜绿假单胞菌 变形杆菌 肺炎克雷伯菌 脑膜败血黄杆菌 类杆菌
其他	新型隐球菌　假丝酵母菌		

实验二十九 组织标本的细菌学检验

目   的

(1) 熟悉常见组织标本的采集方法。
(2) 了解组织标本细菌学检验的程序和方法。
(3) 了解组织标本常见的病原菌。

材   料

(1) 标本：组织块(穿刺活检组织、手术活检组织、尸体检查组织)、刮取物。
(2) 培养基：血琼脂平板、巧克力琼脂平板、沙保弱琼脂平板、中国蓝琼脂平板、罗-琴培养基、厌氧培养基、双相培养基、KIA、MIU、葡萄糖发酵管、乳糖发酵管、麦芽糖发酵管、菊糖发酵管、葡萄糖氧化/发酵管、甘露醇发酵管、尿素分解反应管、硝酸盐还原试验反应管、葡萄糖蛋白胨水、微量生化编码管等。
(3) 试剂：革兰染色液、抗酸染色液、墨汁染色液、美蓝染色液、3‰ H_2O_2 液、氧化酶试剂、锌粉、新鲜人或兔血浆、链球菌属诊断血清、肺炎链球菌型诊断血清、新型隐球菌型诊断血清、布鲁杆菌型诊断血清、产气荚膜梭菌型诊断血清等。
(4) 其他：无菌注射器、无菌手术刀、无菌剪刀、无菌镊子、无菌棉签、细菌接种工具、酒精灯、无菌滴管、洁净玻片、盖玻片、显微镜、二氧化碳孵育箱、离心机等。

内   容

一、标本采集

依据不同来源的组织块采用不同的采集方法。

二、浅表组织及窦道

病灶周围常规消毒，清除病灶表面，用无菌手术刀或无菌棉签刮取或擦取组织，置于无菌试管或无菌容器送检。

三、深部组织及腔道

用手术、穿刺或内窥镜的方法，无菌操作钳(夹)取、切取组织块，或用穿刺的方式抽取患者病灶位置的组织标本，置于无菌试管内送检。深部组织怀疑厌氧菌感染，使用厌氧菌运送方法(见厌氧菌检验)送检。

四、标本处理

送检的组织标本因体积较大，一般不适宜直接进行细菌学检验，必须经过标本处理制成组织悬液方可进行细菌学检验。其方法为将送检的组织块放在无菌器皿中，用无菌手术刀将组织块切成 $2\sim5$ mm^3 大小的组织块，再用无菌组织捣碎器或无菌匀浆器研碎组织块，制成组织悬液。

五、分离培养

根据不同标本及不同的检验目的采用不同的标本检验方案。

1. 普通细菌培养

组织悬液接种于血琼脂平板、巧克力琼脂平板、中国蓝琼脂平板，于 37 ℃普通温箱和二氧化碳培养箱（5%$\sim$10% CO_2）孵育 $2\sim3$ 天，若有细菌菌落生长，进一步进行细菌学检验。

2. 特殊细菌培养

（1）结核分枝杆菌培养：组织悬液滴加于罗-琴培养基，于 37 ℃孵育 $4\sim8$ 周，每周观察一次，若有细菌菌落生长，进一步进行细菌学检验。

（2）真菌培养：组织悬液接种于沙保弱培养基，于 37 ℃孵育 $24\sim48$ h，若有细菌菌落生长，进一步进行细菌学检验。

（3）厌氧菌培养：组织悬液接种于厌氧血琼脂平板和疱肉培养基，置于厌氧环境中 37 ℃培养，若有细菌菌落生长则进行细菌学检验。

（4）布鲁菌培养：组织悬液接种于双相培养基（下方液相为肝浸液，上方固相为肝浸液琼脂，固相的下部浸入液相中），37 ℃二氧化碳培养箱（5%$\sim$10% CO_2）孵育培养。每隔 2 天倾斜一次培养基，使液相浸湿固相表面，培养 $4\sim7$ 天，若有细菌菌落生长则进行细菌学检验。

3. 定量培养

评价组织感染情况有时需要测定单位组织内的细菌数量。其方法是无菌切取组织标本，放入无菌平皿中在天平上称量组织块重量（含组织块平皿重量、无组织块平皿重量）。将称量后的组织块置于匀浆器中，加入 1 mL 无菌肉汤制成匀浆。用无菌生理盐水做倍比系列稀释（10×倍比稀释），取 0.1 mL 涂布在所需的培养基平板表面，培养后计数平板上的菌落数，根据平板的稀释度，计算每克组织中的细菌数量。

六、检验程序

检验程序如图 29.1 所示。

七、直接镜检

用灭菌接种环挑取组织悬液直接涂片，革兰染色、墨汁负染、美蓝染色或抗酸染色，显微镜油镜观察。镜检发现细菌，报告“经××染色发现××细菌”。

八、菌落特征

观察细菌在选用的培养基上的菌落特征并记录。

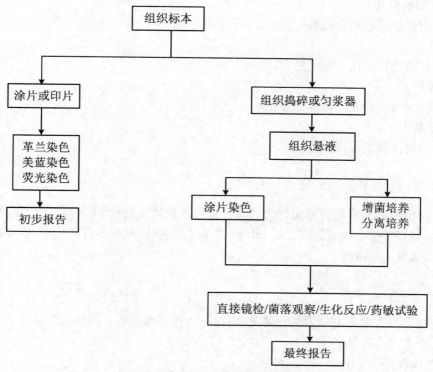

图 29.1　组织标本的细菌学检验程序

九、生化反应

依据细菌形态学及菌落特征,选择合适的生化反应管或配套微量生化编码管接种细菌,于 37 ℃温箱孵育,观察结果。具体生化反应种类如下:

1. 革兰阳性球菌

触酶试验、血浆凝固酶试验、甘露醇发酵试验、菊糖发酵试验等。

2. 革兰阴性球菌

氧化酶试验、触酶试验、葡萄糖发酵试验、麦芽糖发酵试验、乳糖发酵试验等。

3. 革兰阳性杆菌

触酶试验、动力试验、硝酸盐还原试验等。

4. 革兰阴性杆菌

氧化酶试验、葡萄糖氧化/发酵试验、KIA、MIU、微量生化编码管等。

5. 真菌

葡萄糖发酵试验、尿素分解试验等。

6. 厌氧菌

汹涌发酵试验、卵磷脂酶试验、Nalger 反应试验等。

十、血清学反应

1. 革兰阳性球菌

链球菌属诊断血清、肺炎链球菌型诊断血清分型鉴定。

2. 革兰阴性杆菌

布鲁杆菌型诊断血清分型鉴定。

3. 真菌

新型隐球菌型诊断血清分型鉴定。

4. 厌氧菌

产气荚膜梭菌型诊断血清分型鉴定。

5. 抗体测定

布鲁杆菌抗体测定辅助诊断。

十一、动物试验

布鲁杆菌组织感染需做病原菌毒力试验。常用组织悬液接种于豚鼠皮下或腹腔,经过一定时间的饲养,观察感染动物有无淋巴结、肝、脾大及坏死病灶,取脏器分离培养,取心血做血清凝集试验,观察试验结果报告。

十二、报告方式

组织块标本报告方式也分为两种情况:阳性报告和阴性报告。阳性报告又分为初步报告和最终报告。报告方式具体如下:

1. 阳性报告

(1) 初步报告。

组织块悬液经直接涂片、革兰染色、抗酸染色、美蓝染色、墨汁负染等检查后证实细菌或真菌存在,可发出初步报告,报告"经××染色发现疑似××细菌或××真菌"。

(2) 最终报告。

经菌落特征、生化试验、编码鉴定、血清学反应等综合鉴定后,同时汇总病原菌体外抗菌药物敏感性试验结果,发出最终报告,可报告"检出××细菌或××真菌生长",下附病原菌对抗菌药物体外敏感性试验结果。有时部分组织感染的病原学报告还需下附每克组织中的细菌数量。

2. 阴性报告

经 3 天培养未见细菌或真菌生长现象,可报告"经 3 天培养无细菌或真菌生长"。

注意事项

(1) 组织标本常见细菌种类繁多,组织标本细菌学检验应尽可能使用实验室所有培养基进行接种分离培养,部分细菌生长缓慢,相应延长孵育时间。

(2) 组织标本采集应同时采集两份,一份进行细菌学检验,另一份进行病理学检验。

(3) 组织标本的采集常常通过创伤性取材方可获得,取材时注意无菌操作,避免医源性感染发生。

(4) 尸体器官组织的标本细菌学检验因死亡后肠道内细菌易通过血流进入组织内,培养时会发生继发侵入的细菌(如变形杆菌)掩盖病原菌生长的现象,故应使用选择性培养基抑制继发菌的生长。

示 教 彩 图

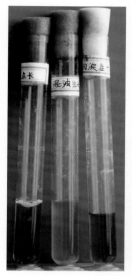

图 7.9　液体培养基中细菌生长现象

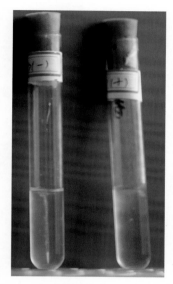

图 7.10　半固体培养基中细菌生长现象

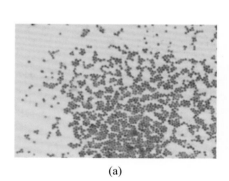

(a)　　　　　　　　　　(b)

图 8.2　葡萄球菌(a)及大肠杆菌(b)革兰染色镜下形态

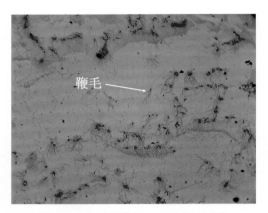

图 8.3 变形杆菌鞭毛染色镜下形态

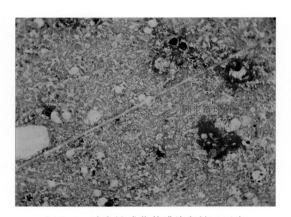

图 8.4 肺炎链球菌荚膜染色镜下形态

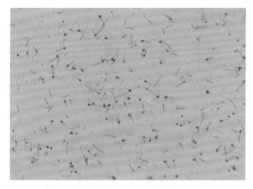

图 8.5 破伤风梭菌芽孢染色镜下形态

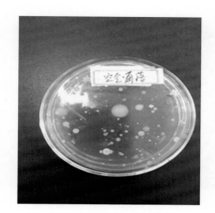

图 9.1　空气中的细菌分布

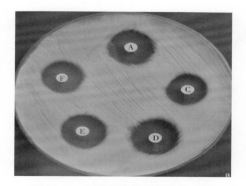

图 10.2　抗菌药物敏感试验示意图

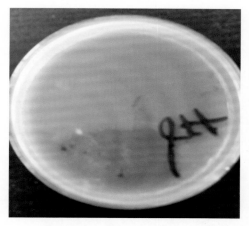

图 11.1　变形杆菌在普通琼脂平板上的迁徙生长现象

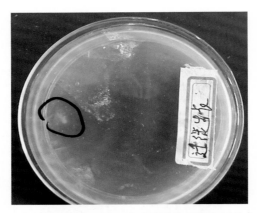

图 11.2　变形杆菌在 0.1%石炭酸的琼脂平板上迁徙生长消失

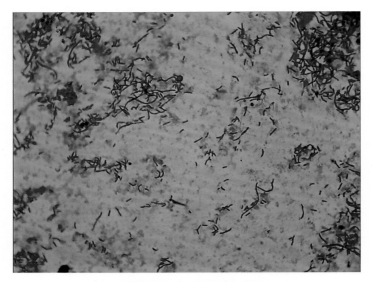

图 11.4　细菌 L 型形态

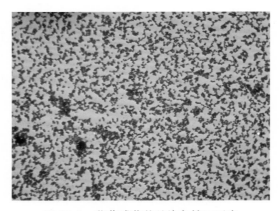

图 13.1　葡萄球菌革兰染色镜下形态

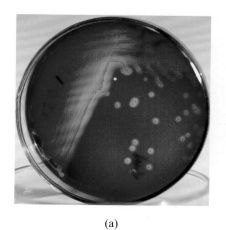
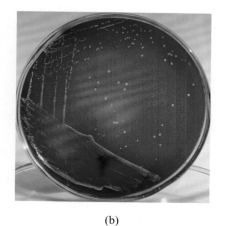

(a)
(b)

图 13.2 金葡菌(a)及表皮葡萄球菌(b)血平板上菌落

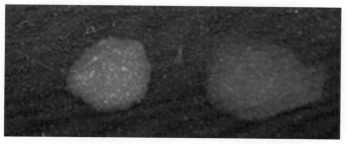

(a) 阳性(金黄色葡萄球菌)　　　(b) 阴性(表皮葡萄球菌)

图 13.3 血浆凝固酶试验

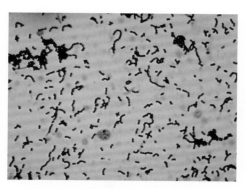

图 13.4 链球菌革兰染色镜下形态

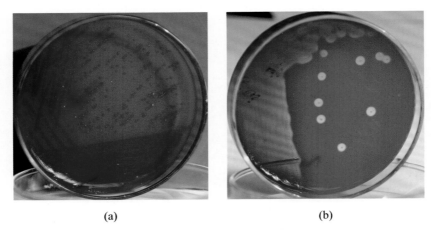

(a)　　　　　　　　　　　　　　(b)

图 13.5　甲型(a)及乙型(b)溶血性链球菌血平板上菌落

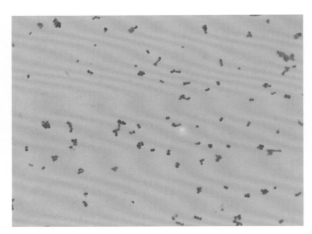

图 13.6　淋球菌革兰染色镜下形态

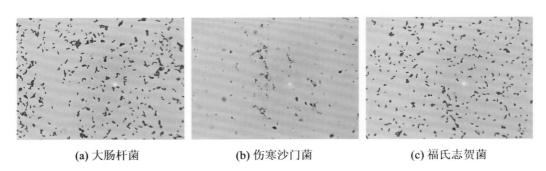

(a) 大肠杆菌　　　　　　　(b) 伤寒沙门菌　　　　　　　(c) 福氏志贺菌

图 14.1　肠道杆菌镜下形态

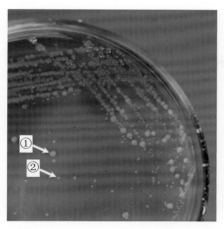

图 14.2　中国蓝平板上的菌落

① 大肠杆菌的菌落;② 肠杆菌科中的致病菌菌落

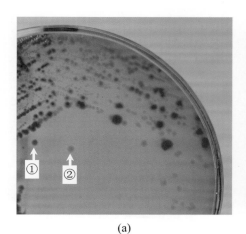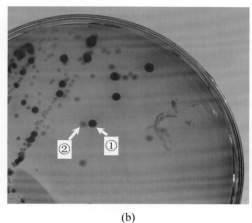

(a)　　　　　　　　　　　　　(b)

图 14.3　SS/MAC 平板上的菌落

① 大肠杆菌的菌落;② 肠杆菌科中的致病菌菌落

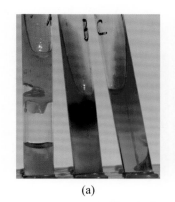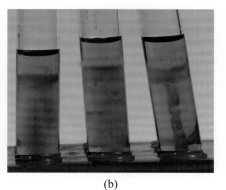

(a)　　　　　　　　　　　　　(b)

图 14.4　大肠、伤寒、痢疾等杆菌在 KIA(a),MIU(b)上的生长现象

从左至右分别是大肠埃希菌、伤寒沙门菌和福氏志贺菌

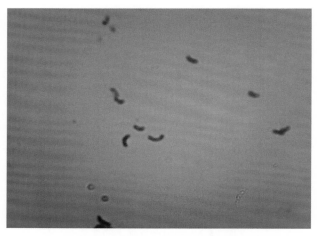

图 15.1 霍乱弧菌革兰染色镜下形态

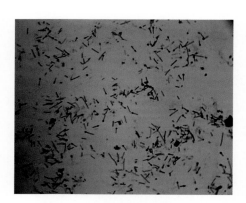

图 16.2 破伤风梭菌的形态

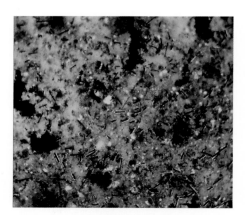

图 16.3 产气荚膜梭菌的形态

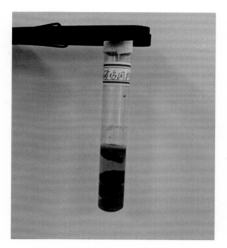

图 16.4 破伤风梭菌在庖肉培养基上生长表现

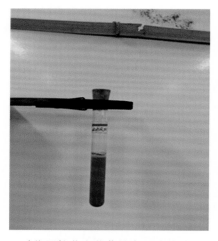

图 16.5 破伤风梭菌在葡萄糖高层培养基上生长表现

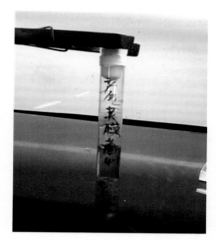

图 16.6　产气荚膜梭菌在庖肉培养基上生长表现

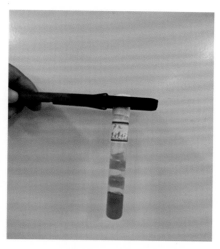

图 16.7　产气荚膜梭菌在葡萄糖高层
培养基上生长表现

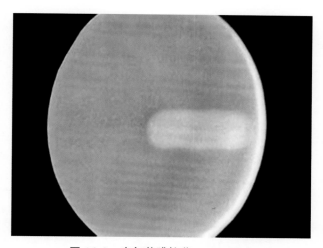

图 16.8　产气荚膜梭菌 Nagler 反应

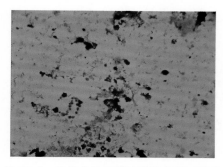

图 17.1　结核分枝杆菌抗酸染色镜下形态

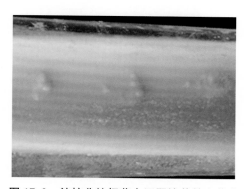

图 17.2　结核分枝杆菌在罗琴培养基上菌落

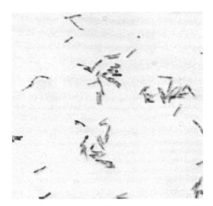

图 18.1 白喉棒状杆菌革兰染色镜下形态

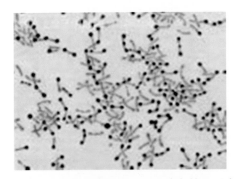

图 18.2 白喉杆菌棒状 Albert 染色镜下形态

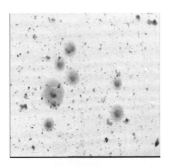

图 20.1 支原体"荷包蛋"样菌落

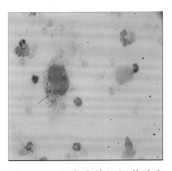

图 20.2 立克次体姬姆萨染色

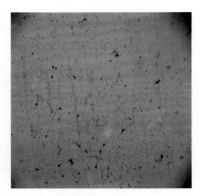

图 20.3 螺旋体镀银染色后形态

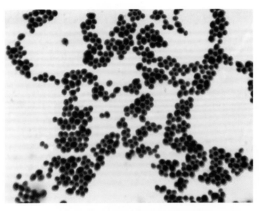

图 21.1 白色念珠菌革兰染色镜下形态

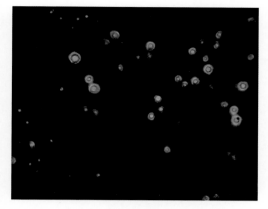

图 21.2 新型隐球菌墨汁负染镜下形态

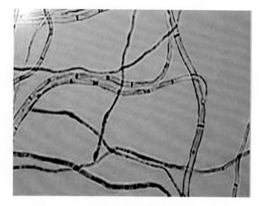

图 21.3 丝毛癣菌棉蓝染色镜下形态

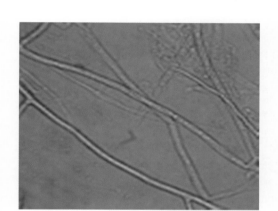

图 21.4 毛真菌棉蓝染色镜下形态

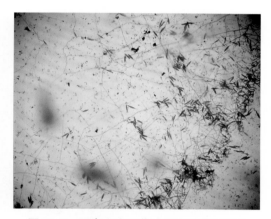

图 21.5 石膏小孢子菌棉蓝染色镜下形态

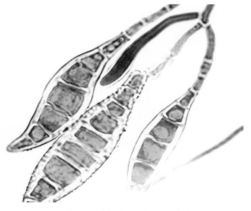

图 21.6 絮状表皮癣菌棉蓝染色镜下形态

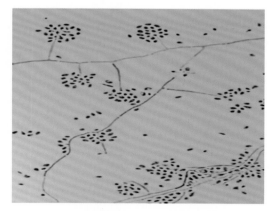

图 22.7 申克孢子丝菌小分生孢子棉蓝染色镜下形态

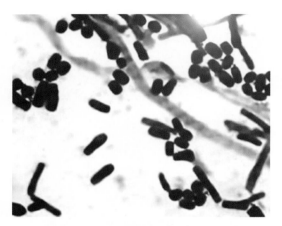

图 21.8　许兰毛癣菌棉蓝染色镜下形态

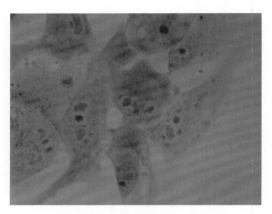

图 22.1　狂犬病病毒包涵体(HE 染色,×400)

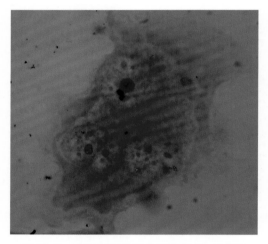

图 22.2　麻疹病毒包涵体(HE 染色,×400)